中华医学会精神医学分会组织编著

# 中国抑郁障碍防治指南
# （第二版）

主　　编　李凌江　马　辛
副 主 编　王　刚
编　　委（以姓氏笔画为序）
　　　　　马　辛　王　刚　方贻儒　司天梅
　　　　　刘哲宁　许秀峰　李凌江　张　宁
　　　　　张克让　季建林　詹思延
学术秘书　冯　媛

U0343509

图书在版编目（CIP）数据

中国抑郁障碍防治指南／李凌江，马辛主编. —2 版. —北京：中华医学电子音像出版社，2015.7
ISBN 978-7-83005-030-6

Ⅰ.①中… Ⅱ.①李… ②马… Ⅲ.①抑郁症-防治-中国-指南 Ⅳ.①R749.4-62

中国版本图书馆 CIP 数据核字（2015）第 126056 号

网址：www.cma-cmc.com.cn（出版物查询、网上书店）

**中国抑郁障碍防治指南（第二版）**

| | |
|---|---|
| 主　　编： | 李凌江　马　辛 |
| 策划编辑： | 冯晓冬　史仲静 |
| 责任编辑： | 史仲静　裴　燕 |
| 文字编辑： | 王惠群 |
| 校　　对： | 刘　丹 |
| 责任印刷： | 李振坤 |
| 出版发行： | 中华医学电子音像出版社 |
| 通信地址： | 北京市西城区东河沿街 69 号中华医学会 610 室 |
| 邮　　编： | 100052 |
| E-mail： | cma-cmc@cma.org.cn |
| 购书热线： | 010-51322635 |
| 经　　销： | 新华书店 |
| 印　　刷： | 北京虎彩文化传播有限公司 |
| 开　　本： | 850mm×1168mm　1/32 |
| 印　　张： | 7.5 |
| 字　　数： | 176 千字 |
| 版　　次： | 2015 年 6 月第 1 版　　2024 年 11 月第 11 次印刷 |
| 定　　价： | 50.00 元 |

**参编人员**（以姓氏笔画为序）

马　辛　首都医科大学附属北京安定医院
王　刚　首都医科大学附属北京安定医院
方贻儒　上海交通大学附属上海精神卫生中心
冯　媛　首都医科大学附属北京安定医院
司天梅　北京大学第六医院
刘哲宁　中南大学湘雅二医院
许秀峰　昆明医科大学附属医院
李凌江　中南大学湘雅二医院
张　宁　南京医科大学附属脑科医院
张克让　山西医科大学附属医院
季建林　复旦大学附属中山医院
詹思延　北京大学循证医学中心

# 内容提要

　　本书重点对《中国抑郁障碍防治指南》第 1 版进行了更新、修订，同时参考了中国抑郁障碍防治指南第 1 版和国际上影响最大的几个最新版的抑郁障碍治疗指南，包括美国精神病学会（APA）抑郁障碍治疗指南第 3 版、英国 NICE 指南以及加拿大 CANMAT 指南的文献评价结果。本书内容学术性、实用性强，可以为临床医师制定有效与合理的治疗决策提供重要的参考依据，便于临床专业医务人员学习和掌握。

# 前　言

　　中国抑郁障碍防治指南第 1 版（江开达主编，北京大学医学出版社，2007 年）距今 7 年，对指导我国开展抑郁障碍的临床防治起了很好的指导作用。7 年来，随着精神病学学科的临床循证研究以及临床经验的不断积累，有关抑郁障碍的防治也有了新的证据与经验。因此，受中华医学会精神病学分会委托，中国抑郁障碍研究协作组组织国内有关专家，于 2012 年 12 月开始启动指南的修订，历时 2 年，几经修改和广泛征求意见，终于完稿。中国抑郁障碍防治指南（第二版）主要对有关治疗的建议进行了修订。

　　本指南的修订是在中华医学会精神病学分会常委会指导下完成的。修订过程主要包括以下特点：第一，本次修订严格遵循循证医学规范，由协作组秘书长王刚教授负责组建了由精神病学专家、心理学专家及循证医学专家共同组成的专家团队。结合国际上一些重要的抑郁症治疗指南，在尽可能全方位检索复习临床循证研究证据的基础上，由指南工作组有关专家及团队分工写作而成。草案完成后，经过多次修改，并由多方对其评审，最终由中华医学会精神病学分会常委会批准发布。第二，本指南的作者包括多年来一直从事抑郁障碍临床和研究工作的精神科医师，他们是季建林教授、方贻儒教授、许秀峰教授、王刚教授、司天梅教授、张宁教授、张克让教授、刘哲宁教授。完稿后由北京安定医院王刚教授和冯媛医师负责统稿，最终由主编李凌江教授和马辛教授组织修订、定稿。需要说明的是，上述写作者的团队中有以下人员为指南的完稿做了重要贡献，他们是叶尘宇、张红霞、彭代辉、陈俊、卢瑾、冯媛、胡昌清、杨蕊、张玲、李晓虹、丰雷、蔡艳、马辉、孙宁、刘志芬医师。第三，指南的循证证据的收集和分级是在北京大学循证医学中心詹思延教授的合作及指导下完成的，由北京大学医学图书馆沈霞教授检索 PubMed、EMBASE、CBMdisc 及 CMCC 等数据库中近 10 余年关于抑郁障碍诊断、治疗的相关文献，然后由詹思延教授团队根据本指南所采纳的 CANMAT 指南中证据标准对所有文中使用的参考文献进行分级，再由工作组临床专家根据证据分级及临床实践进行推荐分级。第四，需要强调的是，我们认真参考了中国抑郁障碍防治指南第 1 版和国际上影响最大的几个最新版的抑郁障碍治疗指南，包括美国精神病学会（APA）抑郁障碍治疗指南第 3 版、英国 NICE 指南及加拿大 CANMAT 指南的文献评价结果，而非重新评价这些文献。初衷还是希望我们提出的治疗建议能够反映目前所有的证据基础。第五，本指南循证证据分级标准和推荐分级标准的制定是在加拿大 CAN-MAT 指南中的证据分级标准的基础上，进行了部分修改而形成的，详见表 1、表 2。需要说明的是，循证证据的等级只代表所评级的文献的质量，并不代表文献研究结果的好坏。文献的评价由 2 人平行独立对所有文献进行评级，评级完成后核对结果，遇到不一致的地方协商解决或询问第 3 人，操作流程见图 1。

本指南共 5 章。读者在使用时不一定需要阅读所有章节。

以下的建议可能对使用者有所帮助。第 1 章是总述，包括抑郁障碍的临床特点、分型、流行病学、疾病负担以及疾病的危险因素等，从总体上给读者一个抑郁障碍的概况。第 2 章是诊断与评估，是此指南的主体内容之一，详细介绍了评估的内容、方法。诊断部分主要是以 ICD-10 为轴心做了介绍，但鉴于即将发布的 ICD-11 其分类诊断系统与美国 DSM-5 的一致性，因

#### 表 1　证据分级标准

| 分级 | 内容 |
| --- | --- |
| 1 级 | 至少 2 项随机对照试验（RCT），和（或）系统综述/Meta 分析 |
| 2 级 | 单项 RCT 研究 |
| 3 级 | 前瞻性非随机对照试验，或病例报告，或回顾性研究 |
| 4 级 | 专家建议/共识，或普通综述，或其他指南（指南中无出处的专家建议） |

#### 表 2　推荐分级标准

| 分级 | 推荐强度 | 内容 |
| --- | --- | --- |
| A 级 | 优先建议 | 1 级证据+临床支持，疗效和安全性评价平衡 |
| B 级 | 建议 | 3 级或以上的证据+临床支持，疗效和安全性评价平衡 |
| C 级 | 一般建议（证据不充分） | 4 级或以上证据+临床支持，疗效和安全性评价不平衡 |
| D 级 | 不建议 | 1 级或 2 级证据，认为缺乏疗效 |

注：临床支持性证据是指为了提高指南的实际临床效用而参考的各国指南的专家意见或共识，以确保循证的药物干预符合临床实际，并可应用于临床实践。例如某种抗抑郁药在临床应用中发现了问题，如不良反应或安全特性，尽管该药物在循证证据中推荐为高级别的证据分级，也可能因此降级到低级别的治疗推荐等级中。

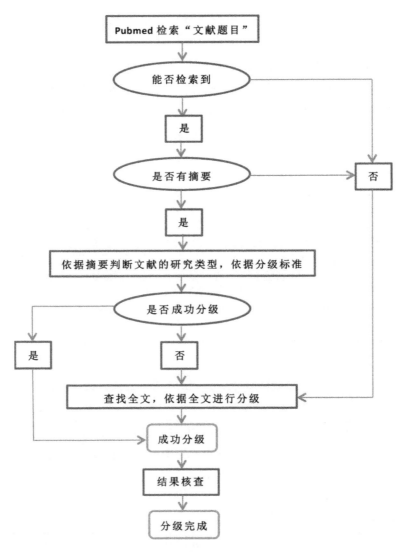

图 1　文献评价的操作流程

此对 2013 年发布的 DSM-5 也做了比较性的介绍，目的是让使用者了解抑郁障碍分类诊断的新趋势。第 3 章是治疗，亦是本指南的主体，详细介绍了抑郁症急性期、巩固期、维持期、停药期的治疗原则和抑郁症药物治疗、心理治疗、物理治疗以及其他疗法的具体方案。同时，也介绍了其他抑郁障碍的治疗原则与方法。第 4 章是特定人群的抑郁障碍，主要包括老年、儿童青少年、女性 3 个群体的治疗原则与方法。第 5 章是抑郁障碍的管理，包括建立医患同盟、注重评估、建立治疗团队、关注患者的依从性和患者教育等方面，这些原则对于保证和提高抑郁障碍治疗的有效性是必不可少而又容易被使用者在临床上忽略的。

需要强调的是，制本此指南的目的是为临床医师尤其是精神科医师、临床心理学家、社会工作者在预防与治疗抑郁障碍的工作中，提供一套尽可能规范的防治方法，也为相关卫生政策制定人员甚至接受治疗的个体提供专业信息的参考。但本指南只是防治指导建议，而不是抑郁障碍治疗的唯一准则。依从本指南提供的建议并不能保证每个患者都能获得成功的治疗结局。就某一个患者而言，指南提供的治疗建议也不一定囊括了所有合理有效的治疗方法，或排斥其他可以达到同样效果的方法。对于某项临床操作或治疗的最终方案必须在临床精神科医师综合考虑了现有的临床证据、精神科评估以及可实现的诊断和治疗方法选择后作出。当然，制订临床治疗方案还应将患者个人和所属社会文化的偏好和价值观纳入考虑范围，以加强治疗联盟，提高治疗依从性，改善治疗结局。

我国对抑郁障碍的关注比其他精神疾病起步晚，但近年来无论是临床防治还是科学研究都发展很快，希望这本防治指南能对我国抑郁障碍的防治工作起到抛砖引玉的作用，竭诚期望大家在实施的过程中提出宝贵意见，使之日趋完善。

李凌江　王　刚

2014 年 12 月

# 目　录

# 第 1 章　抑郁障碍总述

季建林　方贻儒

## 一、概述

　　抑郁障碍是最常见的精神障碍之一，是指各种原因引起的以显著而持久的心境低落为主要临床特征的一类心境障碍。临床上主要表现为心境低落，与其处境不相称，可以从闷闷不乐到悲痛欲绝，甚至发生木僵，部分患者会出现明显的焦虑和运动性激越，严重者可以出现幻觉、妄想等精神病性症状。部分患者存在自伤、自杀行为，甚至因此死亡。抑郁障碍单次发作至少持续 2 周，常病程迁延，反复发作，每次发作大多数可以缓解，部分可有残留症状或转为慢性，可造成严重的社会功能损害。在整个临床相中，不应该出现符合躁狂、轻躁狂发作诊断标准的症状群（综合征），一旦出现，就应诊断为双相障碍。值得注意的是，临床随访资料显示，相当一部分最初诊断抑郁症的患者在日后的随访中出现轻躁狂或躁狂发作，最终诊断为双相障碍。对于这类抑郁发作，临床称为双相抑郁，其特点是：25 岁前起病，不典型抑郁症状（如贪食、睡眠过多、体重增加等），伴焦虑或精神病性症状，有双相障碍家族史，以及抗抑郁治疗效果不满意。

　　根据美国精神障碍诊断与统计手册第 5 版（Diagnostic and

Statistical Manual of Mental Disorders 5, DSM-5)，抑郁障碍包括破坏性心境失调障碍、抑郁症、持续性抑郁障碍、经前期心绪不良障碍、物质/药物诱发的抑郁障碍、医学状况所致的抑郁障碍等亚型。抑郁症（major depressive diorder, MDD）是抑郁障碍的一种典型状况，符合抑郁发作标准至少 2 周，有显著情感、认知和自主神经功能改变并在发作间期症状缓解。本章中"三、其他临床特征"所述的临床类型是指抑郁障碍的临床症状具有某些特点，如伴明显的焦虑情绪、精神病性症状等，或是抑郁障碍发生在孕期或产后 1 个月以内。

# 二、主要临床表现

抑郁障碍的主要临床表现包括核心症状以及其他相关症状，其中核心症状主要为心境低落、兴趣丧失以及精力缺乏。抑郁障碍患者在心境低落的基础上常常还伴有其他认知、生理以及行为症状，如注意力不集中、失眠、反应迟钝、行为活动减少以及疲乏感。以下是根据 DSM-5 的症状表述，从情感、躯体和行为症状方面分别描述抑郁障碍的主要临床表现。需要提出的是，在具体的症状归类上，有时是相互重叠的，很难简单划一，如哭泣、心里难受等。

## （一）情感症状

情感症状是抑郁障碍的主要表现，包括自我感受到或他人可观察到的心境低落，高兴不起来，兴趣减退甚至丧失，无法体会到幸福感，甚至会莫名其妙出现悲伤。低落的心境几乎每天都存在，一般不随环境变化而好转。但一天内可能出现特征性的昼夜差异，如有些患者晨起心境低落最为严重，傍晚开始好转。有些患者还伴有焦虑、痛苦、运动性激越等体验，"心乱如麻"，坐立不定，来回走动，导致注意力不集中更加突出。有时这些体验比抑郁心境更为突出，因而可能掩盖抑郁心境导致漏诊或误诊。

## （二）躯体症状

躯体症状在许多抑郁障碍患者中并不少见，包括体重、食欲、睡眠和行为活动等方面的异常。国外有学者将这些躯体症状亦称为生物学症状，其典型的表现包括：①对通常能享受乐趣的活动丧失兴趣和愉快感；②对通常令人愉快的环境缺乏情感反应；③早晨抑郁加重；④存在精神运动性迟滞或激越；⑤早上较平时早醒2小时或更多；⑥食欲明显下降；⑦1个月中体重降低至少5%；⑧性欲明显减退。通常中重度或严重抑郁发作的患者都存在上述4条或以上的躯体症状。此外，部分患者还存在疼痛、心动过速、便秘等症状。当患者的激越或迟滞症状十分突出时，患者可能不愿或不能描述其他的许多症状，另外存在精神发育迟滞或神经认知功能障碍的患者可能也无法详细描述主观体验，这种情况下客观观察到的躯体症状对于诊断尤为重要。

## （三）认知症状

严重的抑郁状态时，常存在一定程度的认知功能减退或损害。许多抑郁患者会描述存在思维迟缓、注意力不集中、分心、信息加工能力减退、对自我和周围环境漠不关心。一般而言，这种抑郁性认知损害有些是一过性的，尤其是注意范围、集中注意力、记忆储存和再现等方面，神经心理测验或全面的精神检查可以发现这些认知损害表现。当抑郁症状缓解后，这些认知功能损害可恢复到病前正常水平，但也有些认知功能损害症状不随抑郁症状的缓解而缓解。需要注意的是，老年抑郁症患者的情感症状可能不典型，就诊时可能以认知损害为特征，严重者可达到类痴呆程度，容易被误诊。因此，对于表现为痴呆综合征症状的患者，需要仔细识别和治疗潜在的抑郁障碍。

抑郁障碍患者往往还存在消极厌世、自杀的风险，需要认真评估和预防。

# 三、其他临床特征

抑郁症患者除了出现上述主要症状外，还可能具有某些特定的临床特征，如伴显著的紧张、忐忑不安或是幻觉妄想等症状。根据DSM-5中的症状表述，临床上可将抑郁症进一步标明是否具有下述不同特征，为后续治疗方案的制订提供依据。不过，需要注意的是，具体到每一个患者，其抑郁的临床表现往往是多方面的，很难单一或局限于某一类症状，如内源性抑郁症可同时存在精神病性症状。

## （一）焦虑性抑郁

抑郁发作时的同时还存在显著的紧张、忐忑不安，担心失控或发生意外等。常常因过度担忧而使注意力不集中加重。这一亚型的比例约占抑郁障碍的半数以上。严重的焦虑水平往往增加自杀的危险性。与不伴焦虑症状的患者相比，焦虑性抑郁患者治疗起效所需要的时间长，治疗期间的不良反应出现频率高。年龄大、失业、受教育程度低等是出现焦虑特征的危险因素。另外，在综合医院的内、外科或基层全科医疗门诊保健患者中较多见。

## （二）混合性抑郁

抑郁心境状态背景下患者出现激越、烦躁、易冲动等兴奋表现，达到躁狂或轻躁狂发作的部分症状学标准，如心境高涨、亢奋、自大、联想加快、精力充沛、参加高风险的活动（如无节制的购物或盲目投资等）、睡眠需要减少以及虽然睡眠时间少但不觉得疲倦等表现，但病程不符合轻躁狂或躁狂发作的诊断标准或既往无双相障碍病史。混合性抑郁目前认为是双相障碍的发病危险因素之一，应监测病情变化，一旦达到双相障碍的诊断标准，应及时修改诊断和治疗方案。

## （三）内源性抑郁

内源性抑郁在抑郁发作最严重阶段愉快感完全丧失，即便有愉快感也至多是数分钟，对日常愉快事件刺激缺乏反应，症状晨重夜轻。同时伴显著的精神运动性激越或迟滞、早醒、明显的厌食或体重减轻。需要注意的是这类抑郁症患者往往临床严重程度较重，自杀风险高，多伴有精神病性症状，需要住院治疗。

## （四）非典型抑郁

非典型抑郁是相对于上述内源性或典型抑郁症而言，并不是少见，而是临床症状上的不完全一样。如有正性事件时心境可以变得愉快并持续较长时间；没有典型抑郁症的入睡困难，而是睡眠增加或过度睡眠；没有食欲下降，而是食欲大增，甚至体重也增加；没有情绪明显低落或自觉精力不济，而有全身沉重、肢体如灌铅样感觉；对外界评价比较敏感，表现为人际关系紧张。这种抑郁即为非典型抑郁，诊断非典型抑郁除了患者对正性事件可以有愉快体验外，还至少有下述症状的 2 项以上：极度疲劳和肢体沉重感（即铅样麻痹）、长期存在人际关系拒绝的敏感性、明显的焦虑、显著的体重增加或食欲增多，以及贪睡（后 2 项症状也称"反向自主神经症状"）。重要的是，非典型抑郁与双相障碍之间可能存在同源的精神病理学，临床医生对于非典型抑郁特征的抑郁发作患者需要鉴别双相障碍的可能。

## （五）精神病性抑郁

抑郁障碍有时会伴有幻觉或妄想等精神病性症状，可以与抑郁心境协调或不协调。与心境协调的精神病性症状内容多涉及无能力、患病、死亡、一无所有或应受到惩罚等；与心境不协调的精神病性症状则与上述主题无关。有时患者会同时存在协调和不协调性的精神病性症状。如果不能及时识别出抑郁障碍的精神病性症状，则治疗难以有效。精神病性症状的存在往往是抑郁复发和精神症状反复的危险因素，因此对于这类患者需要合用抗精神病药和维持治疗。有研究发现协调性精神病性抑郁障碍患者长期预后比不协调性的好，与无精神病性抑郁障碍患者的预后相似。

## （六）紧张症性抑郁

紧张综合征在抑郁障碍患者中有时会出现，至少需符合下述 2 种表现：不动（有亚木僵或木僵证据），极度激惹，极度抗拒，怪异的自主运动（有特殊姿势、刻板运动、做作或怪相证据），以及模仿言语或模仿动作等。因此，在临床中对于紧张症状的患者而言，需注意鉴别抑郁症和精神分裂症。

## （七）孕产期抑郁

根据 DSM-5 的表述，孕产期抑郁是指在整个怀孕期间至产后 4 周内出现达到诊断标准的抑郁，可伴或不伴精神病性症状。女性在妊娠期或分娩后数周或数月里的抑郁发作患病率为 3%～6%，并不高于一般人群的抑郁障碍患病率。有患者存在命令性幻听或存在婴儿被迫害的妄想导致杀死婴儿，严重的孕产期抑郁障碍患者也可出现其他一些精神病性症状。一旦一个女性产后有伴精神病性的抑郁发作，此后每一次后续分娩的抑郁复发风险为 30%～50%。孕产期妇女常存在明显的神经内分泌改变，以及需要适应孕产过程带来的心理、社会因素的变化，同时，治疗对母乳喂养的潜在影响以及抑郁障碍病史对今后家庭关系发展的长期影响，这些因素都是在制订孕产期抑郁障碍患者治疗计划时需要协同相关专科人员（如临床心理治疗师、妇产科医师等）共同认真考虑。

### （八）季节性抑郁

季节性抑郁以季节性、反复发作的抑郁症为特征。季节性抑郁患者比正常人对环境的季节性变化更加敏感，常常在秋季和冬季（10 月初至 11 月底）出现抑郁发作，而在次年春季和夏季（2 月中旬至 4 月中旬）缓解。冬季型较夏季型多见，其发生常与光照的季节性减少有关，然后随着光照时间的季节性增加而缓解。与非季节性抑郁比较，季节性抑郁患者的职业和认知功能损害较少，因而较少接受心理和药物治疗干预。大量临床研究提示，季节性抑郁患者多数具有非典型特征，如食欲/体重增加和睡眠增多。

## 四、流行病学

### （一）患病率

20 世纪 80 年代以前，我国精神病学界对心境障碍的诊断概念相对狭隘，诊断率过低，且分类存在分歧，特别是早期心境障碍的流行病学研究未将单相抑郁症和双相障碍分开，所报道的患病率和发病率数字相差甚远，故很难加以综合比较而得出结论。随着我国精神医学的发展，国际诊断标准的普及，我国精神科临床对于心境障碍的诊断概念也有了新的认识。国内调查显示抑郁障碍的患病率呈上升趋势。

2003 年，北京安定医院马辛等采用国际疾病分类第 10 版精神与行为障碍分类中抑郁障碍的诊断标准为依据，对北京市 15 岁以上的人群进行抑郁障碍的流行病学研究。结果显示，抑郁障碍患者的终身患病率为 6.87%，其中男性终身患病率为 5.01%，女性终身患病率为 8.46%。抑郁障碍患者的时点患病率为 3.31%（年患病率为 4.12%），其中男性时点患病率为 2.45%，女性时点患病率为 4.04%。

在各个医疗机构诊治的内、外科患者中，抑郁障碍的患病率高于普通社区人群。根据全球不同地区 WHO 合作中心所做的调查结果，内科患者中抑郁障碍患病率为 5%~30%。国内李献云等的研究显示，北京的综合医院患者抑郁障碍（诊断标准为 DSM-Ⅳ）的现患率为 5.2%，年患病率为 5.7%，终生患病率为 8.2%；其中抑郁症相应的患病率分别为 2.9%、3.5% 和 5.3%，住院患者的患病率明显高于门诊患者。

国内费立鹏等对 4 省市的流行病学调查资料（2009 年）显示（诊断标准为 DSM-Ⅳ），调整后的心境障碍的月患病率为 6.1%，其中抑郁症为 2.06%，恶劣心境为 2.03%，虽然患病率高，但治疗率不到 10%。2013 的 Meta 分析资料显示中国大陆抑郁症的现患率为 1.6%，年患病率为 2.3%，终身患病率为 3.3%。根据 2014 年《自然》杂志报道的全球抑郁症流行病学情况，中国的抑郁症患病率为 3.02%。而在 20 世纪 90 年代国内 7 个地区精神疾病流行病学调查数据显示，心境障碍的时点患病率为 0.53‰，终生患病率为 0.83‰，不足 1%。

根据国际精神疾病流行病学调查（ICPS，2003）资料，在全球 10 个国家（包括美洲、欧洲和亚洲）37 000 成人样本中，抑郁障碍的终生患病率为 3.0%~16.9%，大多数国家为 8%~12%；亚太地区资料显示为 1.1%~19.9%。美国的 2 项普查资料显示，抑郁障碍终生患病率为 13.25%~16.20%，年患病率为 5.28%~6.60%。我国至今仍缺乏全国样本的新近患病率资料。

## （二）病程及预后

抑郁障碍平均起病年龄为 20～30 岁，从起病到就医接受治疗的时间平均为 3 年。女性多于男性（约 2∶1），且女性有阳性家族史者是男性的 2 倍。抑郁发作的平均病程为 16 周（中位数为 24.3 周），90% 的患者抑郁临床表现为中等严重程度或重度，严重影响其日常功能活动。抑郁发作治疗后痊愈平均需要时间约为 20 周，若不治疗，病程一般会持续 6 个月或更长。经抗抑郁治疗，大部分患者抑郁症状会缓解或得到显著减轻，但仍有约 15% 未达临床治愈，复发率约为 35%。首次抑郁发作缓解后约半数患者不再复发，但 3 次发作、未接受维持治疗的患者，则今后的复发风险几乎是 100%。

抑郁症状缓解后，患者一般可恢复到病前的功能水平，但有 20%～35% 的患者会有残留症状和社会功能或职业能力的影响。如果患者持续存在抑郁症状，但达不到抑郁发作的诊断标准，应考虑为部分缓解。抑郁症状残留会增加复燃和复发风险，其中焦虑和躯体症状是最为突出的抑郁障碍残留症状。

自杀企图和自杀死亡是抑郁障碍的最严重后果，即抑郁患者发生自杀企图或自杀的风险显著高于普通人群。一项大于 10 年的前瞻随访研究证实，抑郁障碍的自杀率为 4.0%～10.6%，Meta 分析资料也显示，抑郁障碍的终生自杀风险为 6%，而过去的资料一般认为达 10%～15%，目前看来是高估了抑郁的自杀风险。一般认为，抑郁患者发生自杀企图或自杀的风险与年龄、性别、社会环境变化，以及抑郁严重程度相关。

## （三）共病

抑郁障碍很少单独存在，往往与焦虑障碍、精神活性物质使用障碍、人格障碍和冲动控制障碍等共病。如美国的一项研究显示，84% 的抑郁障碍患者至少共病 1 种障碍，61% 共病 1 种轴Ⅰ诊断，30%共病1种轴Ⅱ诊断，58%共病1种轴Ⅲ诊断，其中共病焦虑障碍最多见（36.1%~57.5%）。美国一项对18岁或以上者的共病调查显示，一生中曾诊断过抑郁症的患者中有72.1%至少还有过另一项精神障碍的诊断，59.2%共病焦虑障碍，24.0%共病物质使用障碍，64.0%共病冲动控制障碍；1年内诊断为抑郁症的患者中64.0%同期至少还符合另一项精神障碍的诊断，57.5%共病焦虑障碍，8.5%共病物质使用障碍，16.6%共病冲动控制障碍。荷兰2004—2007年的调查显示，抑郁障碍患者中67%在调查当时共病焦虑障碍，75%当时或曾经共病焦虑障碍；抑郁障碍与焦虑障碍共病的危险因素是儿童期创伤（$OR=1.19$，95% $CI$：1.06~1.33），神经质（$OR=1.05$，95% $CI$：1.02~1.08），起病年龄早（$OR=1.59$，95% $CI$：1.22~2.07），抑郁症状或焦虑症状持续时间长（$OR=1.01$，95% $CI$：1.01~1.01）以及症状严重程度（不同的症状$OR$为1.01~1.03）；抑郁障碍与焦虑障碍共病的患者中20.3%同时存在酒精依赖。

# 五、疾病负担

根据WHO全球疾病负担的研究，抑郁障碍占非感染性疾病所致失能（disability）的比重为10%，预计到2020年将成为仅次于心血管病的第二大疾病负担源。欧洲资料显示，23%的健康生命年损失（years of health life loss）是因为脑部疾病，约占所有疾病负担的1/3，其中抑郁障碍是主要的失能因素。2010年全球疾病负担的研究报告显示，21个地区291种疾病的伤残调整年（disability-adjusted life years，DALYs），1990年每10万人的DALYs为1019，到2010年上升至1078，增长5.8%。抑郁症的DALYs排名从1990年的15位上升至11位。研究还显示，1990—2010年25种常见疾病导致的全球伤残生命年（years lived with disability，YLDs）排名，抑郁症一直名列第二位。研究也预测从 1990 至 2020 年，中国的神经精神疾病负担将从 14.2% 增至 15.5%，加上自杀与自伤，将从 18.1% 升至 20.2%，占全球疾病负担的 1/5。精神障碍与自杀所占疾病负担将名列第 1、2 位（20.2%），而恶性肿瘤、心脑血管疾病和呼吸系统疾病分列 3~5 位。抑郁症、自杀与自伤，以及老年痴呆的疾病负担明显增加，而抑郁症仍是精神疾病负担中的最主要问题（1990 年为 44%，预测 2020 年将为 47%）。

在经济负担方面，美国 2000 年因抑郁障碍所致的费用为 831 亿美元，其中 1/3 为直接医疗费用；欧洲 25 个国家 2004 年因情感障碍（包括单、双相抑郁）所致费用高达 1056.6 亿欧元，2010 年的上述数据已升为 1134 亿欧元，平均每个患者的直接医疗费用为 781 欧元，直接非医疗费用为 464 欧元，间接费用为 2161 欧元；英国 2000 年因抑郁障碍所致费用超过 90 亿英镑，其中 3.7 亿英镑为直接医疗费用。国内目前尚缺乏权威的全国性资料研究。翟金国等报道 2004 年山东某地区抑郁症年人均总经济花费为 11 587.82 元，直接经济花费 4751.10 元（37.7%），间接经济花费 6849.41 元（62.3%），2008—2010 年调查的山东省年人均总经济花费数据上升 18 673.86 元，直接经济花费 6612.43 元（35.4%），间接经济花费 12 102.87 元（64.6%）。

# 六、疾病危险因素

抑郁障碍发病危险因素涉及生物、心理、社会多方面。目前多数学者认为抑郁障碍表现为多基因遗传方式，但并不遵循孟德尔遗传定律。成年女性罹患抑郁症的比例高于男性，其比例约为 2∶1。儿童期的不良经历，具有较为明显的焦虑、强迫、冲动等人格特质的个体易发生抑郁障碍。不利的社会环境对于抑郁障碍的发生有重要影响。此外，躯体疾病特别是慢性中枢神经系统疾病或其他慢性躯体疾病或为抑郁障碍发生的重要危险因素。迄今，围绕抑郁障碍的危险因素、疾病机制的研究较多，但其神经生物学基础和病理学基础尚无最终结论。

## （一）生物因素

1. **遗传研究**　家系、双生子和寄养子研究在抑郁障碍的病因学探索中发挥着重要作用。研究提示，抑郁症患者的亲属，特别是一级亲属，罹患抑郁障碍的危险性明显高于一般人群，患病风险是一般人群的 2~10 倍；早发（发病年龄<30 岁或更低龄）和反复发作的抑郁症患者，呈现出明显的家族聚集性；而双生子研究进一步显示抑郁障碍患者同胞的患病率高达 40%~50%。抑郁症的遗传度估计为 0.37（95%$CI$：0.31~0.42），部分反映了其发病机制的一些相关信息。多个基因连锁和环境的交互作用能促进抑郁症的发生与发展。一方面，基因型赋予个体对环境因素的敏感性或者易感性，易感性高的个体当遇到环境中的相关风险因素时更容易引发疾病；另一方面，环境也能够影响基因的表达，个体应对应激时，大脑及其躯体会合成大量的神经递质和激素，以促使个体及时做出反应，这些神经递质及激素的合成过程需要相关基因的表达，而染色体结构的变化可能是介导应激、基因表达和抑郁发生的分子机制。分子遗传学研究显示很多遗传标记均与心境障碍相关联，X 染色体、6 号染色体、11 号染色体、5 号染色体、12 号染色体、16 号染色体、18 号染色体、21 号染色体以及 4 号染色体上的易感位点与抑郁障碍存在连锁关系。特异性候选基因研究提示生物胺相关基因值得深入探讨，如 G 蛋白耦联受体激酶 3 型、硫转移酶1A1、酪氨酸羟化酶、多巴胺 β-羟化酶、儿茶酚-O-甲基转移酶、单胺氧化酶 A、色氨酸羟化酶等。全基因组扫描筛选候选基因，候选基因表观遗传学调控的研究逐渐成为目前的研究热点，这些修饰包括 DNA 甲基化、组蛋白乙酰化和甲基化，及非转录基

因的沉默机制，该类机制如何解释抑郁的发生需要深入探讨。

2. **神经生化及内分泌研究** 神经生化［5-羟色胺（5-HT）、去甲肾上腺素（NE）、多巴胺（DA）等单胺类递质主导］及神经内分泌系统（下丘脑-垂体-肾上腺轴、下丘脑-垂体-甲状腺轴、下丘脑-垂体-性腺轴等）的功能改变是研究抑郁障碍发病机制的经典思路与途径，也是目前为止仍方兴未艾的热点研究领域之一。类似的研究也观察到某些氨基酸、神经肽与抑郁障碍的发病机制相关。其中值得关注的氨基酸有 γ-氨基丁酸（gamma aminobutyric acid，GABA）、谷氨酸；神经肽包括神经肽Y（neuropeptide Y，NPY）、促肾上腺皮质激素释放激素（corticotropin releasing hormone，CRH）、促肾上腺皮质激素（adrenocorticotrophic hormone，ACTH）、P 物质等；调节摄食、睡眠、生物节律以及代谢的神经肽与抑郁之间的关系已经成为一个新的研究热点，包括黑色素聚集激素（melanin concentrating hormone，MCH）等、褪黑素（melatonin，MT）。此外，皮质激素、甲状腺素与雌激素水平的变化，炎性标志物（如白细胞介素），胆固醇与抑郁障碍的相关研究报道较多，但目前的研究常因在方法学很难控制干扰因素，而导致差异较多的结果，阳性发现难以重复，研究结论需要辩证地看待。

3. **神经影像研究** 随着结构影像学技术 CT、MRI 以及功能性影像学技术 PET、SPECT、MRS 和 fMRI 的应用与发展，抑郁障碍中枢结构与功能的病理机制研究进入新阶段。结构性脑影像研究集中于调控情绪的神经环路相关结构的异常，主要是额叶-丘脑-边缘系统环路；功能影像研究提示最显著的脑区变化涉及内侧前额叶皮质、扣带回前部、杏仁核、海马、丘脑与下丘脑等脑区，而新近学界探讨的热点是前额叶皮质与边缘系统各区域的连接以及这些连接的功能异常。

4. **神经电生理研究** 神经电生理研究经由脑电图（electroencephalogram，EEG）、睡眠脑电图、脑诱发电位（brain

evoked potential，BEP）等途径实施。研究显示，30%左右的抑郁症患者存在 EEG 异常，多倾向于低 α 频率；左、右脑半球平均整合振幅与抑郁严重程度呈负相关，且 EEG 异常有"侧化现象"（70%在右侧）。抑郁症总睡眠时间减少，觉醒次数增多；快速眼动（rapid eye movement，REM）睡眠潜伏期缩短，抑郁程度越重，REM 潜伏期越短，且可预测治疗反应。抑郁发作时 BEP 波幅较小，并与抑郁的严重程度相关；视觉诱发电位（visual evoked potential，VEP）潜伏期较短；药物治疗前，右侧 VEP 大于左侧；体感诱发电位（somatosensory evoked potential，SEP）波幅恢复较慢，潜伏期恢复较快；伴随负变化（contingent negative variation，CNV）波幅较低，负性电位延长。神经电生理机制的研究方法有所创新，抑郁障碍的电生理机制仍需深入研究。

## （二）心理、社会因素

应激性生活事件是抑郁障碍的主要危险因素。负性生活事件，如丧偶、离婚、婚姻不和谐、失业、严重躯体疾病、家庭成员患重病或突然病故均可导致抑郁障碍的发生，丧偶是与抑郁症关系最密切的应激源。经济状况差、社会阶层低下者也易患本病。长期的不良处境，如家庭关系破裂、失业、贫困、慢性躯体疾病持续长达 2 年以上，也与抑郁障碍发生有关，如果同时存在其他严重不良生活事件，这些不良因素可以形成叠加致病作用。美国国立精神卫生研究院（NIMH）研究了 5-HTTLPR 及应激性生活事件对抑郁症的影响。研究者检索了 PubMed、EMBASE、PsycINFO 三个数据库，纳入其中 14 项研究（发表于 2009 年 3 月前），在 14 250 例样本中，1769 例为抑郁症患者。Meta 分析显示，应激性生活事件数量与抑郁显著相关（$OR = 1.41$，$95\%CI$：$1.25 \sim 1.57$）；5-HTTLPR 基因型与应激性生活事件之间相互作用与抑郁无显著相关性（$OR = 1.01$，95%

$CI$：0.94~1.10）。该结果提示：应激性生活事件数量与抑郁障碍发生显著相关，5-HTTLPR 基因型与应激性生活事件的交互作用则未发现与抑郁症发生风险之间的相关性。需指出的是，应激性生活事件与抑郁症的中介机制仍然未知。

综上所述，涉及抑郁障碍病因与发病机制的研究较多，除上述所列观点之外，目前的观点还包括第二信使失衡假说、神经可塑性与神经营养失衡假说、抑郁障碍能量代谢假说等。然而至今仍缺乏有效的抑郁障碍特异性诊断标志。有些研究结果甚至相互矛盾。临床研究方面，国内有关抑郁障碍的规范化治疗路径尚未真正建立并推广实施；针对其结局与转归的研究甚少，而且缺乏系统性。因此，对抑郁障碍病因与发病机制的研究工作任重而道远。

# 第 2 章 抑郁障碍的评估与诊断

许秀峰　李凌江

## 一、概述

　　理论上，精神病学与临床医学的其他分支学科一样，所涵盖的任何疾病形式都有其物质基础，而精神障碍涉及的最主要器官是大脑。据此推断，精神疾病的评估、诊断与鉴别路径、方法应该和其他临床各科的方法一致。除评估临床症状、病程、症状严重度、疾病转归等疾病临床特征维度外，还需要寻找疾病的遗传学变异证据、病理改变证据，包括神经生化、电生理、脑影像的改变以及尸检所查明的脑部独特的病理改变。然而，众所周知的是，迄今抑郁障碍病因与发病机制还不清楚，更无法明确抑郁障碍相关的体征和实验室指标，导致临床上对抑郁障碍的诊断只能基于临床特征与疾病演变、转归等综合判断，与内、外科疾病的评估及诊断方法多不相同。

　　为使精神科的临床实践和科学研究更具有科学性，学者们研制了适用于精神病学领域各种系统性的评估方法，从生理、心理和社会文化诸方面出发，评估个体或群体的心理卫生状况和精神症状。评定量表（rating scale）是其中用来量化临床观察的一种测量工具，是抑郁障碍临床评估的重要手段之一，常用的包括研究者/临床医师评定（他评）性质的各类量表，还有自评量表、问卷、调查表和检核表等形式。为了更为准确地评估和分析抑郁的严重程度、治疗的效果以及症状的变化等，将症状进行量化非常重要，评定量表在抑郁障碍临床评估中发挥了重要作用。

目前，临床上尚不能对抑郁障碍作病因学诊断。各种常用的诊断与分类标准，都是根据临床症状（依据有限的几类症状组合）与病程演变而建立并付诸实践的；鉴别诊断也依据临床特征，尤其着重于症状组合的不同形式来判别。因此，这种基于现有标准和类别区分的诊断与分类不可避免地存在一致性、效度和信度较为有限的状况。

现今对于抑郁障碍缺乏特异的诊断方法，其临床表现形式有多样化特点，因此，能否准确、可靠地诊断抑郁障碍主要取决于临床能力、辨析能力和判断能力。全面收集客观可靠的病史资料，周密细致的心理生理检查是正确诊断的基础。21 世纪以来，代表性的精神疾病诊断分类体系，包括《国际疾病分类》（ICD-10）、美国的《精神障碍诊断与统计手册》（DSM-5）以及《中国精神疾病分类和诊断标准》（CCMD-3），分别对精神疾病进行了以重视研究发现与临床证据、临床实践为主导，逐渐趋于合理的诊断分类系统规划，尤以 2013 年 5 月发布的 DSM-5 做了较多合理的改变。但无论何种体系，不同版本的诊断分类系统仍只能强调以症状学指标作为抑郁障碍的诊断依据，因此，主要根据病史、临床症状、病程等临床特征来诊断。密切临床观察，把握疾病主要症状及病程特点进行科学分析是临床诊断的基石。体格检查和部分实验室检查有助于诊断与鉴别。

美国精神病学会（American Psychiatric Association，APA）指南 2010 年版，强调了基于评估的诊断、治疗与协作医疗模式，可以改变凭借经验的传统诊治手段，有效提高抑郁障碍识别率，使抑郁障碍的诊疗规范化。在评估和诊断的开始阶段，必须建立稳固的"医患联盟"，这是正确评估的基础。由于病耻感，患者通常会回避社交活动；患者及其家属对于疾病的危害认识不足；抑郁症状容易导致患者自责、自罪，认为给家人或医生带来负担；既往治疗失败的患者可能对诊断、治疗存在误解。这些均可能对医患关系带来负面影响。要建立稳定的、良好的"医患联盟"，包括以下主要措施：①在患者及其家庭中普及抑郁障碍知识，教育的对象包括认为自身没有疾病的患者，以及把得病归结于自己道德败坏或者有其他负性自我认知的患者，在取得知情同意的前提下，教育的对象可以扩展到与患者关系密切的其他人员。教育的内容主要围绕抑郁障碍的临床特点，让患者及其家属了解抑郁障碍的症状，避免患者拒绝评估、诊断和治疗；提前告知抑郁障碍的诊疗规律、药物或者物理治疗可能出现的不良反应；让患者及其家属了解疾病的发作特点、早期症状、复发的诱因等知识，促使患者及其家属尽早寻求专业治疗。②精神科医师还需要识别、鼓励患者表达出影响依从性的相关问题，例如对于治疗花费、时间安排的冲突、缺乏交通工具或子女照料等问题的顾虑，与患者公开讨论，解除患者的顾虑，联合患者及其家属减少这些问题的不良影响，同时向患者及其家属强调依从性对正确评估、诊断与治疗的重要性。③尽力向患者提供安全舒适的诊疗环境，在制订评估、诊疗方案时，部分患者及其家属在这个过程中常有自己的倾向性，医师需要了解并且尽可能选择患者所希望的方式，应尊重患者的文化和宗教信仰，因为文化和宗教因素可能影响患者对抑郁障碍的认知，从而影响患者对诊疗的接受程度，患者及其家庭成员参与讨论可以积极改善患者的依从性。④同患者及其家属进行接触与谈话的技巧，是建立良好稳定"医患同盟"的前提条件。精神科医生应以亲切、同情、耐心的态度来对待患者，消除患者与医生之间的阻碍，建立较为合作的关系，从而得到临床上的第一手资料。另外，医生还要根据患者的年龄、性别、个性、职业、病情和检查当时的心理状况，采用灵活的谈话方式以取得最大的效果。

# 二、抑郁障碍的评估

对于存在抑郁症状的患者，应当进行完整的心理、社会和生物学评估。其目的是为了明确抑郁障碍的诊断，同时了解其他的精神症状及躯体一般情况。评估包括现病史，目前症状，是否有自杀意念，既往是否有过躁狂发作或精神病性症状发作，目前的治疗情况及疗效，过去的治疗史等。

可使用标准化的临床量表或患者自评量表来评估其精神症状的严重性。

## （一）病史相关的评估内容

1. **现病史**　对患者情绪出现抑郁后的全过程，即抑郁的发生、发展、演变和诊治经过进行评估。

（1）抑郁开始发生的时间：尽可能记录其出现抑郁症状的准确时间。

（2）抑郁的特点：抑郁在每天或最近出现的时间、持续时间和严重程度，缓解或加剧的因素。

（3）影响抑郁严重程度的因素：包括心理、社会因素，是否受生物节律影响等。

（4）抑郁之外的其他精神症状：焦虑、躁狂、精神病性症状等；认知功能的改变；这些症状的变化或新症状出现的情况。

（5）伴随的躯体症状：疼痛、睡眠改变、体重改变、食欲改变、性欲改变等。

2. **心理社会应激及早年生活事件**　在评估中应考虑到对抑郁症状的发生发展有重要影响的心理、社会因素。注意发病前有无这些因素的发生，尤其是一些创伤性生活事件，如亲人亡故、婚姻变故、职业变动等。但需要注意的是，一些人在发生所谓的生活事件时业已具有一些症状，即已处于疾病的前驱期；因此，明确心理、社会因素与抑郁症状发生的时序关系十分重要，心理、社会因素可能是疾病发生的诱因，也可能是疾病加重的因素，或者可能与抑郁无关。对于亲人亡故的居丧反应，只要达到抑郁障碍的诊断标准，仍然诊断为抑郁发作。

早年的生活事件或经历可能与目前的抑郁发作有关，应该在既往史中标注，这对于未来制订相关的心理治疗方案有一定的意义。

**3. 既往治疗史及疗效**　如果既往有过类似发作，还需要了解以往采用何种治疗方法、药物使用的种类和剂量、起效的时间、疗程、主要不良反应等。同时要了解间歇期是否还有相关症状，其社会功能是否恢复到病前水平。很多患有抑郁障碍者，都会使用以下一些方法治疗，如非处方药、食疗等，或使用烟草、酒或其他物质来治疗抑郁，这些方法可能影响抑郁症状的消长，需要详细了解。

**4. 躁狂发作史**　筛查过去是否有躁狂发作史，躁狂症状的发作次数、持续时间、间歇时间等，关注过去用药过程中是否有转躁的情况。如果患者既往发生过符合诊断标准的躁狂，则诊断为双相情感障碍，抑郁发作。

**5. 个人史**　包括个人的心理行为发展史。童年的生活创伤，包括躯体、性虐待或性侵犯、情感虐待或忽视等，对形成未来患者的性格特征、应对行为可能有重要意义。患者生活中的重大转折、重要的生活事件或心理严重创伤；有无酒或药物滥用及其他精神活性物质的使用；此外，了解患者的人格特点对于理解患者的发病及症状特点也有帮助。

在个人史中，婚姻史和性经历史十分重要，患者既往和目前的婚姻关系，婚姻的幸福度，婚内和婚外的性行为，同性恋倾向等。其职业史对理解患者目前的情绪和社会功能也非常重要。

6. **家族史**　抑郁障碍常有遗传倾向，同时其家族中其他精神障碍发生率可能较高，所以要了解其亲属中抑郁、其他任何情感障碍发作、物质滥用、精神病性症状或精神分裂症、自伤自杀史及其他异常行为史，同时也要评估他们的社会功能受损的情况。由于在精神障碍中家族史是一项潜在持续存在的危险因素，了解患者亲属中精神症状的起病年龄及严重程度、确切的诊断及治疗等，可以帮助我们间接了解患者可能对药物的有效性及耐受性。在有抑郁障碍及双相障碍的家族中，抑郁障碍者很常见，但是在有双相障碍患者的家族中，患双相障碍的风险增高。存在自杀的家族史也有助于评估患者的自杀风险，还可能提示亲属中可能存在未识别的情感障碍患者。

7. **躯体疾病及体格检查**　为确诊抑郁障碍，与其他疾病的鉴别诊断很重要。对怀疑为抑郁障碍的患者均应做全面的体格检查（包括神经系统检查），以排除躯体疾病的可能，同时也有助于发现一些作为抑郁发作危险因素的躯体疾病。在许多躯体疾病的人群中患抑郁障碍的比例明显增加，需要考虑可能导致抑郁的躯体疾病包括神经系统疾病如卒中、帕金森病、痴呆、多发性硬化等，内分泌与代谢性疾病如甲状腺功能障碍、糖尿病等，心血管疾病如动脉硬化、高血压等，风湿免疫疾病如系统性红斑狼疮，此外，慢性疼痛、电解质紊乱（如高钙血症）、恶性肿瘤及感染性疾病也可能导致抑郁。此时，要甄别患者的抑郁是躯体疾病所致的抑郁症状，还是患者的抑郁障碍是既往存在的，即情感症状独立于躯体疾病。此外，一些治疗药物也可能诱发抑郁症状，这些药物包括抗精神病药、抑制器官移植排异反应的药物、化疗药物、干扰素、类固醇类药物和某些抗生素等。

　躯体疾病和药物相关的抑郁需要由精神科医师和相关科室的医师合作进行评估。

## （二）精神检查内容

全面的精神检查，包括一般表现（意识、定向力、接触情况、日常生活表现等），认知过程（包括感知觉、注意力、思维障碍、记忆力、智能、自知力等），情感活动，意志及行为表现等是必需的。在此基础上，重点关注患者的情绪及其相关症状，评估其抑郁是否伴有躁狂症状、认知缺陷和精神病性症状。对精神病性症状的评估应注意其是否与患者心境协调。评估患者的自杀风险是抑郁障碍评估的重要环节。同时还需评估与其他精神障碍的共病情况。评估这些内容有助于治疗方法的选择。

抑郁障碍的典型症状包括情绪低落、兴趣减退及愉快感丧失、精力下降或疲乏感。典型症状可有晨重夕轻的变化。在精神检查抑郁症状时应注意以下方面。

**1. 情感**　情绪低落（抑郁心境，depression）是抑郁障碍的核心症状。患者大多数时候显得情绪低落，感觉心情压抑、"提不起精神"，觉得自己简直如同"乌云笼罩"，常哭泣，无愉快感。典型的抑郁表情是忧伤，额头紧锁，双眉间呈"川"字形。

在情绪低落的背景上，患者的自我评价往往降低，感到自己能力低下，不如别人，什么事也干不好或干不了。与此同时，患者可以产生无用、失望或绝望感，患者感到个人的一切都很糟糕，前途暗淡，毫无希望。

**2. 兴趣**　绝大多数患者会出现兴趣减退（decreased interest）及愉快感缺乏（lack of pleasure），患者常常无法从日常生活及活动中获得乐趣，即使对以前非常感兴趣的活动也难以提起兴趣。因此，患者常常放弃原来喜欢的一些活动（如体育活动、业余收藏、社会交往等），往往连正常工作、生活享受和天伦之乐等都一概提不起兴趣，体会不到快乐，行为退缩。

**3. 疲劳感、活力减退或丧失**　患者感到自己整个的"人"已经垮了、散了架子。患者做什么（包括自理生活）都需别人催促或推他一把，否则就根本不想动。初期患者常有"力不从心"的感觉，但到了后来，虽然想挣扎着做些事情，但总是坚持不下去。一位患者形象地说自己简直就是"一摊烂泥，扶不起来"。

多数抑郁症患者会有不同程度的疲乏感，且通过休息或睡眠并不能有效地恢复精力。对工作感到困难，常常不能完成任务。有时，疲劳感也可能与睡眠障碍有关。

还有一些患者出现无助感（helplessness），患者感觉很痛苦，很多患者难于表达。不少患者不愿就医，他们确信医师及其他人对他们的病情爱莫能助，如同自己掉进了深山的谷底，一切已无法挽回，谁也救不了自己。一些患者感到度日如年、极度孤独，与周围人（包括家人）有疏远感。

**4. 思维及言语**　抑郁障碍患者往往思维活动减慢，言语活动减少，说话缓慢。由于思考过程困难，一些简单的问题也需要较长时间才能完成。决断能力明显降低，变得优柔寡断、犹豫不决，甚至对一些日常小事也难以做出决定。

**5. 焦虑或激越**　很多抑郁症患者有焦虑、紧张等症状。患者忧心忡忡、坐立不安，不断地走动、来回踱步、搓手、无目的动作等。老年抑郁症患者这类症状往往更为突出。

**6. 躯体症状**　多数抑郁患者表现为食欲减退，他们进食很少。由于进食量少且消化功能差，患者常常体重减轻。也有少数患者表现为食欲增加。

大多数抑郁症患者有某种形式的睡眠障碍。可以表现为入睡困难、睡眠不深、易醒，典型表现为早醒。入睡困难的患者常常伴有烦躁、焦虑症状。同样，临床上也可见到少数患者出现睡眠过多。

性欲低下在抑郁症患者中相当常见，对性生活无要求及快感缺乏。临床上此类症状常被忽视或遗漏，但此类症状的识别不仅有利于诊断，也有利于全面了解患者的病情。

**7. 自杀观念、自杀企图与自杀** 由于情绪低落，自我评价低，患者很容易产生自卑、自责，并感到绝望，因此抑郁症患者很容易产生自杀观念，他们脑子里反复盘旋与死亡有关的念头，甚至思考自杀的时间、地点、方式等。抑郁症患者的自杀观念常常比较顽固，反复出现。在自杀观念的驱使下，部分患者会产生自杀企图，部分患者可能有自杀行为。因此，对于曾经有过自杀观念或自杀企图的患者，应高度警惕，医师应反复提醒家属及其照料者将预防自杀作为首要任务。

**8. 慢性疼痛** 慢性疼痛常和抑郁障碍密切相关。患者的疼痛常常没有发现能解释的器质性原因，常见有头痛、颈痛、腰背痛等。慢性疼痛可成为抑郁症的重要症状或就诊的主诉，而抑郁症状也可使各种原因所产生的疼痛症状明显加重。部分慢性疼痛的患者在经正规的抗抑郁治疗后症状得到明显改善或痊愈。有的患者在具有疼痛症状的同时，存在典型的抑郁障碍的症状，而有的患者的抑郁症状不典型。慢性疼痛常成为临床各专业诊断、鉴别诊断的难点和误诊的重要原因。

**9. 其他症状** 除上述症状外，抑郁障碍还可具有其他多种症状，包括各种躯体不适主诉，常见的主诉如口干、恶心、呕吐、咽喉不适、胃部烧灼感、消化不良、胃肠胀气、便秘、气短、胸部不适等。患者常因为这些症状到综合医院反复就诊，接受多种检查和治疗，不仅延误诊断治疗，而且浪费医疗资源。

## （三）评估

**1. 抑郁障碍诊断的评估** 相关评估抑郁障碍的诊断根据病史、体格检查、实验室检查以及详细的精神检查。根据不同的诊断体系，使用不同的定式评估：①DSM-Ⅳ轴Ⅰ障碍用临床定式检查（研究版，SCID-Ⅰ），主要与 DSM-Ⅳ诊断系统配套使用（目前尚无 DSM-5 的诊断量表）；②简明国际神经精神访谈（the Mini-International Neuropsychiatric Interview，M. I. N. I.），主要与 ICD-10 及 DSM-Ⅳ 配套使用。

**2. 抑郁症状严重程度的评估**　评定抑郁障碍的严重程度临床评定量表较多，但从其性质上看，大多可分为他评量表与自评量表两类。其中属于他评的主要有汉密尔顿抑郁量表（Hamilton Depression Rating Scale for Depression，HAMD）和蒙哥马利抑郁量表（Montgomery-Asberg Depression Rating Scale，MADRS）；属于自评的主要有 9 条目简易患者健康问卷（Brief Patient Health Questionnaire，PHQ-9）、Zung 抑郁自评量表（Self-rating Depression Scale，SDS）、Beck 抑郁问卷（Beck Depression Inventory，BDI）、快速抑郁症症状自评问卷（Quick Inventory of Depressive Symptomatology，Self-Rated，QIDS-SR）。

（1）汉密尔顿抑郁量表（HAMD）：HAMD 是目前使用最为广泛的抑郁量表。HAMD 属于他评量表，其原始量表包括 21 条题目，只按前 17 条题目计算总分。目前有 17 项、21 项及 24 项 3 种版本。HAMD 的大部分项目采用 5 级评分（从 0 到 4），少数项目采用 0、1、2 分的 3 级评分法。像 HAMD 这样的观察量表较自评量表有某些优点，最突出的是能够测量像迟滞这样的症状。另一个明显的优点是文盲和症状严重的患者也可以用此量表评定。

HAMD 具有很好的信度和效度，它能较敏感地反映抑郁症状的变化，并被认为是治疗学研究的最佳评定工具之一，其总分能较好地反映抑郁症的严重程度，病情越轻，总分越低。使用不同项目量表的严重程度标准不同。如针对 17 项 HAMD 而言，其严重程度的划界是：24 分以上为严重抑郁，17 分为中度抑郁，7 分以下为无抑郁症状。此量表可用于抑郁症、恶劣心境、抑郁障碍等疾病的抑郁症状测量。

（2）蒙哥马利抑郁量表（MADRS）：此量表为 Montgomery 和 Asberg（1979）发展而成，共 10 个项目，取 0～6 的 7 级记分法。主要用于评定抗抑郁治疗的疗效，许多精神药理学研究均采用这一量表。这一量表应由有经验的专科工作者任评定员。除其中第一项为观察项外，其余均为自我报告评定。

（3）9条目简易患者健康问卷（PHQ-9）：是由 Kroenke 等于2001年编制的筛查用自评问卷，有9项条目，简单易操作。每项为0~4分的5级评分。该问卷主要依据 DSM-Ⅳ 诊断条目编制，在美国及加拿大应用较多。

（4）抑郁自评量表（SDS）：由 Zung（1968）编制，是使用最广泛的抑郁症测量工具之一，特别是在精神科和医学界。它的使用和计分简便易行。20条题目都按症状本身出现的程度分为4级。患者可根据自己的感觉，分别做出没有、很少时间有、大部分时间有或全部时间都有的反应。这个量表题目是平衡的，一半题目表现消极症状，另一半题目反映积极症状，很容易评分。也可以作为临床检查目录使用。

SDS 使用简便，在住院患者中测量的效度肯定，但进一步使用需要有更多的信度数据，特别是再测信度数据。由于还未证明 SDS 对少数有严重抑郁背景的患者的测量效度，所以如用于非住院患者或非精神科领域，要十分慎重，且推荐的计分标准不能代替精神科诊断。

（5）Beck 抑郁问卷（BDI）：Beck 抑郁问卷（Beck 等，1961）是最早被广泛使用的评定抑郁的量表，共有21项条目，其中有6项不是精神症状。每项为0~3分的4级评分。评定方法是向被试者读出条目，然后让被试者自己选择备选答案之一。该量表最初是由检查者评定的他评量表，但后来已被改编成自我报告形式的自评量表。

抑郁症的评定量表是临床诊断与评估过程中有用的工具，使用各种量表要适当掌握各量表的优缺点，取长补短。以上介绍的几种量表中，HAMD 最为流行，其他几个量表各有侧重点。应该注意，在使用这些量表时，必须结合病史、精神检查，并与诊断标准和定式检查相配合，才能发挥其应有的作用。

（6）快速抑郁症症状自评问卷（QIDS-SR）：由 Rush 等于 2003 年编制，有 16 项条目，是自评的症状严重程度量表，只有 9 项记入评分，每项为 0～3 分的 4 级评分。该问卷主要依据 DSM-IV 诊断条目编制，在美国及加拿大应用较多。

**3. 抑郁障碍的其他评估**　抑郁障碍其他方面的评估包括对自杀风险、转躁风险及药物疗效、不良反应及治疗依从性等。

（1）自杀风险评定量表：哥伦比亚自杀严重程度评定量表（Columbia Suicide Severity Rating Scale，C-SSRS）可以用于量化自杀意念和行为的严重度。该量表可以用于有自杀风险者的追踪和评估疗效。

（2）转躁风险评定量表：可以使用以下几个量表进行评定，包括轻躁狂症状自评量表（multi-lingual Hypomania Check List，HCL-32）、心境障碍问卷（Mood Disorder Questionnaire，MDQ）、杨氏躁狂评定量表（Young Mania Rating Scale，YMRS）。

1）轻躁狂症状自评量表（HCL-32）：为自评量表，其中 32 项评估轻躁狂症状，8 项评估严重程度及功能影响，在多个国家得到运用。HCL-32 在中国综合医院门诊患者中测试结果显示其信度、效度较好，可以作为双相障碍筛查的辅助工具。HCL-32 由 32 项轻躁狂症状组成，用于门诊患者筛查轻躁狂（≥14 项为筛查阳性）；在识别轻躁狂方面敏感性优于心境障碍问卷（MDQ）。可精确检测轻躁狂症状，区分双相障碍 I 型与复发重症抑郁（major recurrent depressive disorder，MDDR）、双相障碍 I 型与双相障碍 II 型，亦可用于筛查重症抑郁障碍（major depressive disorder，MDD）共病双相障碍的患者，可用于流行病学研究，以及筛查非临床环境下的普通人群。

2）心境障碍问卷（MDQ）：是根据 DSM-IV 标准制定的用于诊断广泛的双相谱系障碍的患者自评筛查工具。13 个问题覆盖了轻躁狂/躁狂症状、症状群以及功能不全。在双相障碍谱系内的诊断标准为：出现≥7 个阳性问题，加上 1 个以上症状同时发生，存在中度~重度的功能受损。MDQ 简便易操作，患者可以自行完成。

3）杨氏躁狂量表（YMRS）：是一个用于评价诊断为双相情感障碍患者中躁狂严重程度的工具，包括 11 项。评定一般采用会谈与观察相结合的方式。由经过量表训练的精神科医师进行临床精神检查后，综合家属或病房工作人员提供的资料进行评定。一次评定需 15~30 min。评定的时间范围一般规定为最近 1 周。

（3）生命质量及社会功能评定量表

1）生命质量（quality of life，QOL）评定量表：有以下几种：①普适性生存质量评定量表，如 SF-36、WHOQOL-100、WHOQOL-BREF、SCL-90，多为自评量表，具体见附录；②针对原发病的生存质量评定量表，如日常生活活动能力 Barthel 指数量表；③改进的生存质量量表，如生活质量定量观察量表。而针对抑郁症的专用生存质量量表目前还没有编制应用。

2）社会功能缺陷量表（Social Disability Screening Schedule，SDSS）：源于世界卫生组织制定试用的功能缺陷评定量表，主要用于评定最近 1 个月内精神障碍者的各种社会角色功能及功能缺陷程度。社会功能缺陷是由于精神障碍导致的社交功能障碍和对社会应尽职责表现紊乱。即某个人在他的习惯环境中，即在正常状态时，所有的社会职责的表现出现了紊乱。社会功能缺陷只能在参与社会事物中显示出来。衡量患者行为的依据只有从现存的社交标准中提供。量表主要就社会功能方面归纳了 10 个方面：①职业工作情况；②婚姻职能，包括夫妇交往关系，共同处理事务等；③已有子女者的父母职能，对子女的照顾等；④有否回避与人见面等社会性退缩行为；⑤有否不参加家庭以外的社会集体活动；⑥在家庭内是否活动过少；⑦家务职能表现；⑧自己卫生等方面的照顾情况；⑨对外界的动态、消息等的兴趣和关心；⑩对自己和家庭成员的责任心和对未来的计划性。本量表适用于非住院的或住院时间少于 2 周的患者。适用对象年龄在 15~59 岁。该量表为他评量表，评定时由经过培训的评定员，重点通过对知情人的询问，参照每个项目的具体评分标准对患者做三级评分。评定范围为最近 1 个月的行为表现。一次评定需 5~10 min。SDSS 的信度、效度良好。

（4）副反应量表（Treatment Emergent Symptom Scale，TESS）：是 1973 年由美国编制。要全面估计治疗的效果，就不能不涉及治疗中的不良反应问题。于是，有些研究者便将临床上常用的不良反应记录方法，加以数量化和规范化，便成了不良反应量表。美国国立精神卫生研究院（NIMH）的 TESS 在同类量表中覆盖面最广，可用于各类精神药物不良反应的评定。

Asberg 抗抑郁药副反应量表（Rating Scale for Side Effects，SERS）适用于抗抑郁药不良反应的评估。

（5）亚利桑那性体验量表（Arizona Sexual Experience Scale，ASEX）：抑郁障碍患者有性功能障碍，同时使用选择性 5-羟色胺再摄取抑制剂（selective serotonin reuptake inhibitor，SSRI）类药物也可能出现性功能障碍。该量表是一个包含 5 个条目的评定量表，每个条目依照从功能亢进到功能低下分别设定为 1~6 分，根据被检查者的性别分为男性版本和女性版本，量表的评定内容涵盖了性驱动、性觉醒、阴道润滑/阴茎勃起、性高潮能力以及性满意度，全面评价了患者的性反应。

（6）药物依从性评定量表（Medication Adherence Rating Scale，MARS）：2000 年由 Thompson 等编制，由患者自评过去 1 周的服药依从性。该量表 10 个条目。简明依从性评定量表（Brief Adherence Rating Scale，BARS）为 2008 年 Byerly 等编制的由医生评定患者服药行为的简短量表。该量表共 4 个条目，通过 3 个问题询问患者服药情况，评价者用一个量化标尺估计患者过去 1 个月的服药比例（0~100%）。该量表只需询问患者"服用什么药物""几天没吃药""几天少吃了药"3 个简单问题，医生直接评估患者实际服药百分比，易于操作，适用于社区大规模调查。

常用评定量表见表2-1。

表2-1　常用评定量表汇总

| 评估方向 | 评估内容 | 推荐工具 | 性质 |
|---|---|---|---|
| 诊断 | 诊断正确性，避免误诊、漏诊 | DSM-Ⅳ轴Ⅰ障碍用临床定式检查（研究版，SCID-Ⅰ）<br>简明国际神经精神访谈（MINI） | 他评 |
| 症状 | 严重程度，药物疗效 | 汉密尔顿抑郁量表（HAMD）<br>蒙哥马利抑郁量表（MADRS） | 他评 |
| | 自杀风险 | 9条目简易患者健康问卷（PHQ-9）<br>Zung抑郁自评量表（SDS）<br>Beck抑郁问卷（BDI）<br>快速抑郁症症状自评问卷（QIDS-SR） | 自评 |
| | 转躁风险 | 哥伦比亚自杀严重程度评定量表（C-SSRS）<br>MINI量表C模块 | 他评 |
| | | 轻躁狂症状自评量表（HCL-32）<br>心境障碍问卷（MDQ） | 自评 |
| | | 杨氏躁狂评定量表（YMRS） | 他评 |
| 治疗 | 药物疗效 | 见上述症状部分（评价改善、有效、完全缓解等指标标准，参见总论部分） | |
| | 不良反应 | 副反应量表（TESS）<br>Asberg抗抑郁药副反应量表（SERS） | |
| | | 亚利桑那性体验量表（ASEX） | 他评 |
| | 服药依从性 | 药物依从性评定量表（MARS） | 他评 |
| | | 简明依从性评定量表（BARS） | 自评 |

## （四） 辅助检查

对疑似抑郁障碍的患者，除了进行全面的躯体检查及神经系统检查外，还要注意辅助检查及实验室检查。尤其注意血糖、甲状腺功能、心电图等。

主要检查项目包括：①血常规、尿常规、粪常规、肝功能、肾功能、电解质、血脂、血糖及心电图作为常规检查；②内分泌检查如甲状腺功能、女性性激素检查以排除由相关的内分泌系统疾病所致的抑郁；③感染性疾病筛查（乙型病毒性肝炎、丙型病毒性肝炎、梅毒、获得得性免疫缺陷综合征等）以排除由相应的感染性疾病所致精神障碍，同时为药物治疗的选择提供依据；④血药浓度的监测，可以对药物治疗进行安全性监测；⑤脑电图检查用以排除癫痫或脑炎等躯体疾病，颅脑 CT、MRI 检查，尤其是颅脑 MRI 检查，对于排除脑结构性病变非常重要；⑥胸部 X 线片、超声心动图、心肌酶学、腹部 B 超、相关免疫学检查等则根据临床需要进行。

应该根据患者伴有的其他相关疾病进行相应的实验室检查。

迄今为止，尚无针对抑郁障碍的特异性检查项目，但以下实验室检查具有一定的意义，可视情况选择性使用，包括地塞米松抑制试验（dexamethasone suppression test，DST）和促甲状腺素释放激素抑制试验（thyrotropin-releasing hormone suppression test，TRHST）。

# 三、抑郁障碍的诊断

## （一） 诊断原则

抑郁障碍是一类具有"发作性"特点的精神疾病，诊断时既要评估目前发作的特点，还要评估既往发作的情况。临床诊断应依据下述原则：①确定目前（或最近）一次发作的类型，了解目前或最近一次发作的病史，进行详细的精神状况检查；然后根据获得的资料确定目前或最近这次发作是否为抑郁发作，并确定亚型。②确定以前有过的发作类型，这需要详细收集患者以前的病史。为避免遗漏重要资料，最好按照某种定式检查逐项进行。然后根据获得的资料确定以前有过哪些类型的发作，以及有过多少次发作。③确定疾病的诊断，根据目前或最近一次发作的类型和以前有过的发作类型确定疾病的诊断。如果既往及目前只有抑郁发作，则依据抑郁障碍的标准进行相应诊断；如果既往有过躁狂发作，则诊断为双相障碍。④抑郁障碍诊断的改变。患者就诊时如果是首次发作，或者只有一种类型的发作，此时很难预测以后是否会再次发作或者发作的类型。如以后出现躁狂发作，则应修改诊断为双相障碍。

抑郁障碍的诊断要点：主要根据病史、临床症状、病程特点、体格检查和实验室检查，依照相关的精神疾病诊断分类标准而确定。密切临床观察，把握疾病横断面的主要症状或症状群及纵向病程特点，才能进行准确的临床诊断。

## （二）诊断标准

抑郁障碍的临床诊断应根据诊断标准。本指南主要介绍国际疾病与分类第 10 版（ICD-10 第 5 章精神与行为障碍分类，WHO，1992）和美国精神障碍诊断与统计手册第 5 版（DSM-5，2013）。ICD 和 DSM 这两大诊断系统对抑郁障碍的分类及描述，总体而言非常相近，都将抑郁障碍作为一个系列综合征，即抑郁障碍是一个连续谱，其严重程度有别，病程可长短不一，可伴有或不伴有精神病性症状和（或）躯体症状。两大诊断体系的差异主要表现在以下几个方面。

对于抑郁症状的描述，2 个诊断标准都把心境低落作为主要症状，DSM-5 中注明了这种心境是与其处境不相称的，ICD-10 未做说明。DSM-5 注明了症状是患者的主观体验或是他人的观察，而且特别注明了儿童这一特殊群体的症状表现形式，提高了诊断标准的可操作性；ICD-10 中提到了临床表现可以有个体差异，但没有对此具体说明。

对于病程标准的规定，ICD-10 的规定是整个发作至少持续 2 周，DSM-5 对于单次发作的规定是在 2 周内出现与以往功能不同的明显改变。对于复发性抑郁，DSM-5 的规定是呈现 2 次以上抑郁发作，其间歇期至少为连续 2 个月，在这 2 个月内的表现不符合抑郁发作的标准；ICD-10 的规定是至少 2 次发作，两次发作之间应有几个月没有明显的心境紊乱，这与 DSM-5 相似，但是未注明缓解期精神状况的具体时间标准。

### 1. ICD-10 抑郁障碍分类及诊断标准要点

F32 抑郁发作

典型发作，通常有心境低落、兴趣和愉快感丧失，导致劳累增加和活动减少的精力降低。依据严重程度的不同，可以分为轻度、中度、重度抑郁发作。其他常见症状包括：①集中注意和注意的能力降低；②自我评价和自信降低；③自罪观念和无价值感（即使在轻度发作中也有）；④认为前途暗淡悲观；⑤自伤或自杀的观念或行为；⑥睡眠障碍；⑦食欲下降。

心境低落症状几乎每天都一样，不随环境而改变，但在一天内可以显示出特征性的昼夜差异。临床表现有个体差异，在青少年患者中常见非典型的临床表现。某些病例的焦虑、痛苦和运动性激越比其抑郁症状更为突出；有些病例的心境低落症状可能被易激惹、过度饮酒、戏剧化的行为、恐怖或者强迫症状等附加临床特征所掩盖。对于 3 种不同严重程度抑郁的诊断，均要求至少持续 2 周，但是如果症状格外严重或起病急骤，时间标准可以适当缩短。

特征性的临床表现主要为：对通常能享受乐趣的活动丧失

兴趣和愉快感；对通常令人愉快的环境缺乏情感反应；早上较平时早醒2 h或更多；早晨抑郁加重；精神运动性迟滞或激越（为他人提及或报告）；食欲明显下降；体重降低（通常定义为过去1个月里失去体重的5%或更多）；性欲明显降低。只有肯定存在4条上述症状时，才被视为有特定临床意义的"躯体综合征"。

轻度、中度、重度抑郁之间的区分有赖于复杂的临床判断，包括症状的数量、类型以及严重度。日常工作和社交活动的表现通常是帮助了解严重程度的有用指标，需要注意个人的、社会的、文化的影响使症状的严重程度与社会功能之间并不呈现平行关系。

### F32.0 轻度抑郁发作

心境低落、兴趣与愉快感丧失、易疲劳这几条通常为最典型的抑郁症状。正确诊断应该至少2条典型症状，加上至少上述2条附加症状。所有症状都不应达到重度。整个发作持续至少2周。轻度抑郁发作的患者通常为症状困扰，继续进行日常的工作和社交活动有一定困难，但患者的社会功能仍相对保存。

### F32.1 中度抑郁发作

至少存在轻度抑郁发作中给出的3条典型抑郁症状中的2条，加上至少3条以上的其他症状。整个发作至少持续2周。通常，中度抑郁患者继续进行工作、社交或家务活动有相当困难。

### F32.2 重度抑郁发作，不伴有精神病性症状

重度抑郁发作的患者常表现出明显的痛苦或激越，如以激越或迟滞这类症状为突出特征时，上述表现可不明显。自尊丧失、无用感、自罪感可以很突出。在极严重的病例，自杀是显而易见的危险。重度抑郁发作中几乎总是存在躯体症状。

诊断要点包括：轻度或中度抑郁发作中的3条典型症状都存在，同时存在至少4条附加症状，其中某些症状应达到严重

的程度。某些病例激越或者迟滞症状突出时，对其他症状难以表述，需要注意从总体上对其进行抑郁发作症状及其严重程度的评定。抑郁发作一般持续 2 周，但在症状极为严重或起病非常急骤时，症状不足 2 周的病程作这一诊断也是合理的。

F32.3 重度抑郁发作，伴精神病性症状

符合重度抑郁发作的标准，并且存在妄想、幻觉或抑郁性木僵。妄想一般涉及自罪、贫穷或灾难迫在眉睫的观念，患者自认对灾难降临负有责任。听幻觉常为诋毁或指责性的声音；嗅幻觉多为污物腐肉的气味。严重的精神运动迟滞可发展为木僵。若有必要，妄想或幻觉可进一步标明为与心境协调或与心境不协调。抑郁性木僵必须与紧张型精神分裂症、分离性木僵以及器质性木僵表现相鉴别。

F32.8 其他抑郁发作

当总的诊断印象表明发作有抑郁性质，但并不符合 F32.0～F32.3 中给出的抑郁发作的描述时，归于本类。这类例子有：轻重时有变化的抑郁症状（特别是其躯体表现）与紧张、烦恼、痛苦等非诊断症状；躯体抑郁症状与非器质性原因所致的持续性疼痛或疲劳的混合形式（有时在综合医院可见）。包含非典型性抑郁，单次发作的"隐匿性"抑郁。

F32.9 抑郁发作，未特定

包含抑郁（未标明 non specified，NOS），抑郁性障碍 NOS。

F33 复发性抑郁发作

反复出现抑郁发作，包括轻度（F32.0）、中度（F32.1）和重度（F32.2 和 F32.3）中所标明的抑郁发作历史，不存在符合躁狂标准的心境高涨和活动过度的独立发作。如果紧接在抑郁之后出现短暂的符合轻躁狂标准的轻度心境高涨和活动增加（主要指由抗抑郁药治疗所诱发），仍应使用本类别。复发性抑郁障碍出现躁狂发作的风险始终不能完全排除，一旦出现了躁狂发作，就应改诊断为双相情感障碍。一般而言，复发性抑郁

障碍初次发作晚于双相障碍，平均起病年龄为 40~49 岁。每次发作持续 3~12 个月（中位数为 6 个月），但复发频率低；发作间期一般缓解完全，少数患者可发展为持续性抑郁，主要见于老年。

F33.0 复发性抑郁障碍，目前为轻度发作

应符合复发性抑郁障碍（F33）的标准，目前发作应符合轻度抑郁发作（F32.0）的标准；应至少 2 次发作，每次持续时间至少 2 周，两次发作之间应有几个月无明显心境紊乱。否则，诊断应为其他复发性心境障碍（F38.1）。

F33.2 复发性抑郁障碍，目前为不伴精神病性症状的重度发作

应符合复发性抑郁障碍（F32）的标准，目前发作应符合不伴精神病性症状的重度抑郁发作（F32.2）的标准；应至少 2 次发作，每次持续时间至少 2 周，两次发作之间应有几个月无明显心境紊乱。否则，诊断应为其他复发性心境障碍（F38.1）。若需要，可标明既往发作中占优势的类型（轻度或中度，重度，不确定）。

F33.3 复发性抑郁障碍，目前为伴精神病性症状的重度发作

应符合复发性抑郁障碍（F33）的标准，目前发作应符合伴精神病性症状的重度抑郁发作（F32.3）的标准；应至少 2 次发作，每次持续时间至少 2 周，两次发作之间应有几个月无明显心境紊乱。否则，诊断应为其他复发性心境障碍（F38.1）。若需要，妄想或幻觉可标明为与心境协调或与心境不协调（见 F30.2）；可标明既往发作中占优势的类型（轻度或中度，重度，不确定）。

F33.4 复发性抑郁障碍，目前为缓解状态

既往应符合复发性抑郁障碍（F33）的标准，目前不应符合任何严重程度抑郁发作或 F30~F39 中任何其他障碍的标准；应至少 2 次发作，每次持续时间至少 2 周，两次发作之间应有几

个月无明显心境紊乱。否则，诊断应为其他复发性心境障碍（F38.1）。

如果患者为减少复发危险在继续接受治疗，仍可采用本类别。

### F33.8 其他复发性抑郁障碍

### F33.9 复发性抑郁障碍，未特定

包含单相抑郁 NOS。

### F34 持续性心境障碍

表现为持续性并常有起伏的心境障碍，每次发作极少（即或有的话）严重到足以描述为轻躁狂，甚至不足以达到轻度抑郁。一次持续数年，有时甚至占据个体一生中的大部分时间，因而造成相当程度的主观痛苦和功能残缺。在某些情况下，反复和单次发作的躁狂以及轻度或重度的抑郁发作可叠加在持续的心境障碍之上。

### F34.0 环性心境

心境持续不稳定，包括多发的轻度低落和高涨的时期，这种不稳定开始于成年早期，为慢性病程，偶有正常心境的状态，一次可以稳定数月。由于心境波动幅度相对较小，心境高涨的时期患者体会到愉快，这需要对患者经过长时间观察及了解，否则很难做出正确的诊断。诊断要点是心境持续不稳定，包括轻度低落和轻度高涨的多个周期，没有任何一次发作在严重程度或持续时间上符合双相情感障碍（F31）或复发性抑郁障碍的（F33）标准。包括情感性人格障碍、环性人格和环性人格障碍。

### F34.1 恶劣心境

基本特征为相当长时间存在的低落心境，无论从严重程度还是一次发作的持续时间，目前均不符合轻度（F33.0）或中度（F33.1）复发性抑郁发作的标准，但过去（尤其是开始发病时）可以曾符合轻度抑郁发作的标准。通常始于成年早期，持续数年，有时终生。患者往往有数天至数周的时间自述感觉不

错，但多数时间（一般一次数月）感到疲惫、抑郁、睡眠不佳、自感能力不足等，但通常尚能应付日常生活中的基本事务。若在晚年发病，通常为一次独立抑郁发作的后果，与居丧或其他明显的应激有关。包括抑郁性神经症，抑郁性人格障碍，神经症性抑郁（持续 2 年以上），持续性焦虑抑郁。不包括焦虑抑郁（轻度或非持续性），居丧反应、持续不足 2 年（延长的抑郁反应），残留型精神分裂症。

**F34.5 其他持续性心境（情感）障碍**

症状有临床意义，但持续时间或严重度不足以符合环性心境（F34.0）或恶劣心境（F34.1）标准的持续性情感障碍归于此类；过去称为"神经症性"的某些类型的抑郁，如果既不符合环性心境（F34.0）或恶劣心境（F34.1）的标准，也不符合轻度抑郁发作（F32.0）或中度抑郁发作（F32.1）的标准，归于本类。

**F34.6 持续性心境（情感）障碍，未特定**

**2. DSM-5 抑郁障碍分类简述**　DSM-5 中抑郁障碍包括破坏性心境失调、抑郁症（包括单次和反复发作）、持续抑郁障碍（包括心境恶劣）、经前期心绪不良障碍、物质和（或）药物导致的抑郁障碍、由其他医学问题引起的抑郁障碍、其他特定的抑郁障碍、非特定的抑郁障碍 8 种亚型。DSM-5 在抑郁症中还增加了很多伴随症状要求做标注，如伴焦虑症状、伴混合特征、伴忧郁特征、伴非典型特征、伴与心境一致或不一致的精神病性特征等。

破坏性心境失调是 DSM-5 抑郁障碍分类中新增的一种疾病亚型，核心特征为慢性、严重的持续易激惹，即在 2 种场景以上的持续 12 个月以上的每周至少 3 次以上的严重易激惹。患者在 10 岁前起病，首次诊断患者年龄为 6~18 岁。这些儿童进入青少年或成人期后，大部分发展为抑郁障碍而非双相障碍。这类患者常见各种共病，但若患者同时符合双相障碍，则只诊断为双相障碍；若同时符合间歇性暴怒障碍或对立违抗障碍，则只诊断破坏性心境失调。

抑郁症是抑郁障碍中主要经典的亚型，特征为持续至少 2 周的发作，包括情绪、认知及自主神经系统显著的变化。DSM-5 中根据符合诊断症状的项目数、症状的严重程度、功能损伤程度、有无监测的必要以及伴或不伴精神性表现，将抑郁症分为轻、中、重度，这与国际疾病分类（ICD）-10 接轨。

DSM-5 将心境恶劣障碍和慢性抑郁障碍合并为持续性抑郁障碍。诊断标准要求成人病史持续 2 年以上，儿童和（或）青少年持续 1 年以上，符合食欲紊乱、睡眠紊乱、精力不足和（或）疲劳、自卑感、注意力和（或）决策力差以及绝望这 6 条症状中 2 条以上的症状即可诊断。然而值得注意的是，在进一步细分的标注中，包含了心境恶劣障碍与持续的症状更严重的抑郁症。

经前期心绪不良障碍是 DSM-5 中新增的另一种疾病亚型。目前认为已有足够循证医学证据支持，确实存在这样一种抑郁障碍的亚型。

抑郁障碍异质性大，临床科研中必须对不同亚型患者分别抽样研究，才有可能获得科学合理的结果。DSM-5 推荐使用患者健康问卷（PHQ-9）作为抑郁严重程度的评估工具。PHQ-9 仅 9 个条目，信效度好，更适合在临床实践中常规使用。PHQ-9 提供了量化指标，既可用于跟踪评估抑郁严重程度、为抑郁障碍治疗提供了调整策略与方案的客观依据，又可用于普通人群的抑郁障碍筛查。DSM-5 工作组对精神疾病诊断一致性的现场调查显示，抑郁障碍诊断的低信度情况没有改善。然而，与 DSM-Ⅳ 比较，DSM-5 外延变宽，内涵变细，DSM-5 中这些变动对临床治疗和临床研究有益。

## （三）　鉴别诊断

**1. 继发性抑郁障碍**　脑器质性疾病、躯体疾病、某些药物和精神活性物质等均可引起继发性抑郁，例如：老年期痴呆的早期与抑郁障碍有时很难区别，无论是血管性痴呆还是阿尔茨海默病均有抑郁发作的相关表现，但随着时间的推移，痴呆患者的慢性脑病综合征越来越明显，有痴呆的人格改变，影像学检查可见大脑皮质萎缩、灰质减少；癫痫性病理性心境恶劣，此种情绪障碍的起始、终止均较急遽，缺乏典型的心境低落和运动性抑制症状，而以紧张、恐惧和烦闷为主，相关脑电方面的检查有助于鉴别；风湿性脑病、甲状腺功能低下、药源性抑郁状态（如利舍平所致抑郁）等都可能导致出现抑郁症状，需要详细了解病史及进行躯体、神经系统检查，有助于鉴别诊断。

继发性与原发性抑郁障碍的鉴别要点包括：①前者有明确的器质性疾病或有服用某种药物或使用精神活性物质史，体格检查有阳性体征，实验室及其他辅助检查有相应指标的改变；②前者可出现意识障碍、遗忘综合征及智能障碍，后者除谵妄性躁狂发作外，一般无意识障碍、记忆障碍及智能障碍；③器质性和药源性抑郁障碍的症状随原发疾病的病情消长而波动，原发疾病好转，或在有关药物停用后，情感症状相应好转或消失；④前者既往无心境障碍的发作史，而后者可有类似的发作史。

**2. 精神分裂症**　伴有精神病性症状的抑郁发作或抑郁性木僵需与精神分裂症或其紧张型鉴别。鉴别要点如下。

（1）原发症状：抑郁障碍以心境低落为原发症状，精神病性症状是继发的；精神分裂症通常以思维障碍和情感淡漠、不协调为原发症状，而抑郁症状是继发的，且短于精神分裂症的原发症状。

（2）协调性：抑郁障碍患者的思维、情感和意志行为等精神活动之间尚存在一定的协调性，精神分裂症患者的精神活动之间缺乏这种协调性。

（3）病程：抑郁障碍多为间歇性病程，间歇期基本正常；

而精神分裂症的病程多数为发作进展或持续进展，缓解期常有残留精神症状或人格缺损。

（4）病前性格、家族遗传史、预后和药物治疗的反应等均有助于鉴别。

**3. 双相障碍**　双相障碍其临床表现是在抑郁发作的基础上，有一次以上的躁狂/轻躁狂发作史，或存在多个躁狂发作症状（满足躁狂/轻躁狂发作的诊断标准）。抑郁障碍的疾病特征是个体的情感、认知、意志行为的全面"抑制"，双相障碍的疾病特征是"不稳定性"（unstable）和"摇摆"（swing）。有些抑郁发作患者并不能提供明确的躁狂、轻躁狂发作史，但是具有首次发病年龄早（25 岁或更早前起病）、双相障碍家族史、抑郁发作突然且发作次数较多、心境不稳定、易激惹、激越、思维拥挤、注意力不集中、睡眠和体重增加等人口学与临床特征时，需要高度注意双相抑郁的可能。

识别轻躁狂（hypomania）对于双相障碍和抑郁症的鉴别诊断较为重要，尤其在双相Ⅱ型障碍患者中，76% 的患者有轻躁狂表现，但是多数患者认为它是一种正常情绪而拒绝寻求医学帮助。轻躁狂发作可表现出不同的临床症状，主要为睡眠少、动力足、精力旺，非常自信，工作动机增强，社会活动增多，体力活动增多，计划多、想法多，不害羞、不压抑，比平常话多，极端高兴的心境、过度乐观，玩笑和打闹多、笑声多，思路快；另外一些患者则可见旅行多、开车鲁莽，花钱多和（或）乱购物，愚蠢的商业行为或投资，好冲动、不耐心，注意力容易被转移，性欲增强、对性的兴趣增加，喝咖啡和吸烟增多，饮酒增多和吸毒等。

抑郁症和双相障碍的鉴别点主要包括以下几方面。

（1）年龄：抑郁症较晚（中年多见），双相障碍较早（25 岁以前）。

（2）家族史：抑郁症的双相障碍家族史少见，双相障碍患者多有双相障碍的家族史。

（3）起病形式：抑郁症起病较缓慢，双相障碍多为急性或亚急性起病。

（4）病程：抑郁症病程较长（3~12个月），双相障碍病程较短（3~6个月）。

（5）复发特点：抑郁症缓解期较长，双相障碍反复发作（抑郁发作可高达5次以上）。

（6）心境稳定性：抑郁症心境较稳定，双相障碍缓解期也可以表现出心境不稳定性和强烈的情感特质。

（7）易激惹性：抑郁症患者少见，双相障碍易出现敌对、愤怒和冲动性。

（8）激越：抑郁症患者较少见，双相障碍易见精神运动性激越。

（9）思维形式障碍：抑郁症患者表现为迟滞，双相障碍多见思维竞赛或思维的拥挤感，主观感觉"不愉快"。

（10）注意：抑郁症表现为注意持续性困难，双相障碍患者多见随境转移。

（11）体重：抑郁症多表现为消瘦，双相障碍患者多见贪食和体重增加。

（12）睡眠：抑郁症患者多见早醒，双相障碍患者多表现为睡眠增多。

上述每项特征对双相障碍的预测或诊断价值仍需要进一步深入研究和临床检验。

**4. 焦虑障碍**　抑郁障碍和焦虑障碍常共同出现，但它们是不同的临床综合征，抑郁障碍以"情感低落"为核心，焦虑障碍以"害怕、恐惧，担忧、着急"为特点，但这两种精神障碍常共存几种症状，如躯体不安、注意力集中困难、睡眠紊乱和疲劳等。焦虑障碍的焦虑症状较为突出，当有潜在抑郁障碍时鉴别诊断较为复杂；焦虑障碍患者的情感表达以焦虑、脆弱为主，有明显的自主神经功能失调及运动性不安，患者的自知力良好，症状波动性大，求治心切，病前往往有明显引起高级神经活动过度紧张的精神因素。抑郁障碍常出现头晕、头痛、无力和失眠等躯体化主诉或者躯体化焦虑的临床现象，易误诊；但是抑郁障碍以心境低落为主要临床相，患者自我感觉不佳，觉得痛苦、厌倦、疲劳，躯体化症状较重的患者也可伴有疑病症状，需要根据症状的主次及其出现的先后顺序进行鉴别。

5. **创伤后应激障碍**　创伤后应激障碍常伴有抑郁。与抑郁症的鉴别要点在于：前者常在严重的、灾难性的、对生命有威胁的创伤性事件，如强奸、地震、被虐待后起病，以焦虑、痛苦、易激惹为主的情感改变，情绪波动性大，无晨重夜轻的节律改变，情绪多为怨天尤人，而很少责备自己；精神症状与心理因素联系紧密，临床症状充分反映心因内容，易受外界影响；精神活动迟钝不明显；睡眠障碍多为入睡困难，有与创伤有关的噩梦、梦魇，与抑郁发作以早醒多见不同。此外，患者常重新体验到创伤事件，有反复出现的闯入性回忆、易惊等。

## （四）　诊断注意事项

1. **临床特征**　抑郁障碍临床特征的识别难点在于下述方面：①伴发躯体症状。抑郁发作时躯体症状多见，不适体诉可涉及各系统器官，其中早醒、食欲减退、体重下降、性欲减退以及抑郁心境晨重夜轻等生物学特征有助于诊断。②伴有精神病性症状。临床实践中抑郁障碍的诊断率不足往往与临床医生过分重视，并放大精神病性症状在疾病诊断中的重要性有关，导致对于存在精神病性症状的抑郁障碍患者被误诊为精神分裂症。全面分析各种症状产生的基础、相互之间的主次关系等，将有助确诊。③伴发焦虑症状。多数抑郁障碍患者伴有焦虑症状，而这些焦虑症状通常会掩盖抑郁症状，焦虑症状往往是促使患者就医的主要原因，需要仔细甄别其中的主次关系才能正确识别抑郁障碍。

2. **病程特点**　抑郁障碍大多数是发作性病程，在发作间歇期精神状态可恢复到病前水平。既往有类似发作对诊断有帮助。难点在于：①典型的抑郁发作呈发作-缓解病程，但部分难治性抑郁症患者以及慢性抑郁发作患者可能表现为迁延性病程，应注意在慢性病程中的波动性和潜在的发作-缓解特点；②抑郁发作患者如既往有过符合诊断标准的躁狂发作，则应诊断为双相情感障碍，但临床中，有一部分患者，既往仅为轻躁狂发作，有些发作甚至并未引起患者本人和家属的注意，这种情况的患者常易被误诊为抑郁障碍。

3. **其他因素**　家族中特别是一级亲属有较高的同类疾病阳性家族史，躯体和神经系统检查以及实验室检查一般无阳性发现，抑郁障碍相关量表的临床评估以及神经生化、神经电生理和脑影像学等辅助检查结果可供临床诊断时参考。

# 第3章 抑郁障碍的治疗

王　刚　司天梅　张　宁　方贻儒　许秀峰
季建林　张克让　刘哲宁

## 一、概述

　　抑郁障碍的治疗目标在于尽可能早期诊断，及时规范治疗，控制症状，提高临床治愈率，最大限度减少病残率和自杀率，防止复燃及复发。成功治疗的关键需要彻底消除临床症状，减少复发风险；提高生存质量，恢复社会功能，达到真正的临床治愈。治疗的前提是建立共同致力于患者健康的联盟，抑郁障碍的诊断和治疗均要有良好的医患关系作为基础。治疗联盟本身就是基本的治疗措施之一，建立治疗联盟包括对患者及其家属进行疾病相关知识的教育，使其能够清楚地认识病情，并对抑郁症的严重性有足够的认识。告知患者治疗目标、适用的治疗方法，各种方法的利弊及起效所需时间。向患者及家人阐明药物性质、作用和可能发生的不良反应及对策，争取主动配合，遵医嘱按时、按量服药。抑郁障碍的治疗包括药物治疗、心理治疗和物理治疗等。

　　抗抑郁药物治疗是当前各种抑郁障碍的主要治疗方法，主张首先选择安全性高、疗效好的第二代抗抑郁药物［例如选择性5-羟色胺再摄取抑制剂（SSRI），选择性5-羟色胺和去甲肾上腺素再摄取抑制剂（SNRI），去甲肾上腺素和特异性5-羟色胺能抗抑郁药（NaSSA）等]作为一线用药。药物治疗需要保证足够剂量、全病程治疗。一般药物治疗2~4周开始起效，治疗的有效率与时间呈线性关系，如果患者使用足量药物治疗4~6周无效，换用同类其他药物或作用机制不同的药物可能有效。恢复期（巩固期）治疗原则上应继续使用急性期治疗有效的药物，并维持原剂量不变。维持期治疗可缓慢减药直至终止治疗，有关维持治疗的时间意见不一，如需终止维持治疗，应缓慢（数周）减量，以便观察有无复发迹象，亦可减少撤药综合征，一旦发现有复燃的早期征象，应迅速恢复原治疗。

对于抑郁障碍患者可采用的心理治疗种类较多，常用的主要有支持性心理治疗、动力学心理治疗、认知疗法、行为治疗、人际心理治疗、婚姻和家庭治疗等。心理治疗的作用包括：①减轻和缓解心理社会应激源相关的抑郁症状；②改善正在接受抗抑郁药治疗患者对服药的依从性；③矫正抑郁障碍继发的各种不良心理社会性后果，如婚姻不睦、自卑绝望、退缩回避等；④最大限度地使患者达到心理社会功能和职业功能的康复；⑤协同抗抑郁药维持治疗，预防抑郁障碍的复发。心理治疗常与药物治疗联合使用。轻中度的抑郁症患者可以单独使用心理治疗，但不主张对重度抑郁症患者单独使用心理治疗。

抑郁障碍的物理治疗包括：①改良电抽搐治疗（modified electroconvulsive therapy，MECT），大量的临床研究和观察证实，MECT是一种非常有效的对症治疗方法，它能使病情迅速得到缓解，有效率高达70%~90%；②重复经颅磁刺激治疗（repetitive transcranial magnetic stimulation，rTMS），是一种无创的电生理技术，对抑郁症状有一定的缓解作用。临床上目前尚不能推荐以rTMS替代电抽搐治疗，但是在不良反应方面，rTMS不会像电抽搐治疗那样影响患者的记忆功能，因此安全性更高。

抑郁障碍包括破坏性心境失调障碍、抑郁症、持续性抑郁障碍、经前期心绪不良障碍、物质/药物诱发的抑郁障碍、医学状况所致的抑郁障碍等亚型，抑郁症是抑郁障碍中的一种典型疾病，本章以抑郁症为例阐述相关疾病的治疗。

## 二、抑郁症的全病程治疗

抑郁症复发率高达 50%~85%，其中 50%的患者在疾病发生后 2 年内复发。为改善这种高复发性疾病的预后，防止复燃及复发，目前倡导全病程治疗。全病程治疗策略分为急性期治疗、巩固期治疗和维持期治疗（1/A）。

急性期治疗（8~12 周）：控制症状，尽量达到临床治愈（remission）与促进功能恢复到病前水平，提高患者生活质量。急性期的疗效决定了患者疾病的结局和预后，需要合理治疗以提高长期预后和促进社会功能康复。

巩固期治疗（4~9 个月）：在此期间患者病情不稳定，复燃风险较大，原则上应继续使用急性期治疗有效的药物，并强调治疗方案、药物剂量、使用方法保持不变。

维持期治疗：维持治疗时间的研究尚不充分，一般倾向至少 2~3 年，多次复发（3 次或以上）以及有明显残留症状者主张长期维持治疗。持续、规范的治疗可以有效地降低抑郁症的复燃/复发率（2/A）。维持治疗结束后，病情稳定，可缓慢减药直至终止治疗（4/C），一旦发现有复发的早期征象，应迅速恢复原治疗。

全病程的治疗目标包括以下 3 点：①提高临床治愈率，最大限度减少病残率和自杀率，减少复发风险。随访结果显示，病情完全缓解（HAMD≤7）患者的复发率为 13%，部分缓解（HAMD 减分率>50%）的复发率则达 34%。②提高生存质量，恢复社会功能，达到稳定和真正意义的痊愈，而不仅是症状的消失。③预防复发。药物虽非病因治疗，却可以减少复发风险，尤其对于既往有发作史、家族史、女性、产后、伴慢性躯体疾病、缺乏社会支持和物质依赖等高危人群。这与美国精神病学会（APA）（2010）提出的3个总治疗目标——获得临床治愈，改善功能损害，提高生活质量相符合。

评估抑郁症治疗及预后的"5R"标准：①有效（response），抑郁症状减轻，汉密尔顿抑郁量表-17项（HAMD-17）减分率至少达50%，或者蒙哥马利-艾斯伯格抑郁评分量表（MARDS）减分率达到50%以上；②临床治愈（remission），抑郁症状完全消失时间>2周，<6个月，HAMD-17≤7或者MARDS≤10，并且社会功能恢复良好；③痊愈（recovery），指患者完全恢复正常或稳定缓解至少6个月；④复燃（relapse），指患者病情在临床治愈期出现反复和症状加重；⑤复发（recurrence），指痊愈后一次新的抑郁发作。

## （一）急性期治疗

临床治愈是急性期的主要治疗目标，以最大限度减少病残率、自杀率和复燃复发风险。急性期优化治疗策略首要步骤是对症状的评估，包括评估症状严重程度和进展，以及既往药物和其他治疗方式及疗效的全面回顾。在此基础上采取多元化的治疗方式，包括药物治疗、心理治疗和物理治疗（如MECT）、补充或替代药物治疗等（1/B）。影响治疗方式选择的因素很多，如临床症状特点，伴随病症和目前与既往用药情况，患者的意愿和治疗费用，患者的治疗依从性等。治疗实施过程中对疗效的充分评价是非常重要的一步，因为即使存在轻度的残留症状，也会明显损害社会、心理功能，残留症状比抑郁复发史更能预测抑郁的复发，对部分有效的患者，不能过早地结束急性期治疗。

治疗中监测的项目包括：①症状严重程度，是否有残留症状，包括社会功能及生活质量；②对自己或他人的"危险"程度；③转躁的线索；④其他精神障碍，包括酒依赖或其他物质依赖；⑤躯体状况；⑥对治疗的反应；⑦治疗的不良反应；⑧

治疗的依从性。

1. **药物治疗**　抗抑郁药物的选择应该考虑患者的症状特点，年龄，是否有共病，抗抑郁药的药理作用（半衰期、P450 酶作用、药物耐受性、潜在的药物间作用等），患者之前的治疗，对药物的偏好以及治疗成本等。抗抑郁药物可消除急性期抑郁心境以及伴随的焦虑、紧张和躯体症状，并可预防复发。患者易于接受，疗程比心理治疗短，比电抽搐治疗较少引起恐惧不安。

急性期 A 级推荐药物包括选择性 5-羟色胺再摄取抑制剂（SSRI），选择性 5-羟色胺和去甲肾上腺素再摄取抑制剂（SNRI），去甲肾上腺素和特异性 5-羟色胺能抗抑郁药（NaSSA），去甲肾上腺素和多巴胺再摄取抑制剂（NDRI），选择性 5-羟色胺再摄取激活剂（SSRA），选择性去甲肾上腺素再摄取抑制剂（NRI），可逆性 A 型单胺氧化酶抑制剂（RIMA）。B 级推荐药物包括 5-羟色胺平衡抗抑郁药（SMA），三环类抗抑郁药（TCA），四环类抗抑郁药；对于轻度、中度抑郁症患者也可以选择中草药舒肝解郁胶囊、圣·约翰草制剂。

临床上需要根据各抗抑郁药物在抗抑郁、抗焦虑和抗强迫症状，镇静作用和药动学方面的特点，结合患者具体病情以及使用其他药物情况选药。具体策略包括以下几点：①伴有明显激越，选用以下具有镇静作用的药，NaSSA 中的米氮平，SSRI 中的帕罗西汀、氟伏沙明，SMA 中的曲唑酮，SNRI 中的文拉法辛，TCA 中的阿米替林、氯米帕明；②伴有强迫症状，常用较大剂量的 SSRI 或氯米帕明；③伴有精神病性症状，可用阿莫沙平、氟伏沙明等抗抑郁药（不宜使用安非他酮），或合并使用第二代抗精神病药；④伴有躯体疾病，可选用不良反应和相互作用较少的 SSRI、SNRI、米氮平或安非他酮。与抑郁相互影响的常见疾病有冠心病、脑卒中、糖尿病、高血压、肾病综合征，所选择的抗抑郁药不应该影响原有疾病，使用的抗抑郁药物与原来使用治疗躯体疾病的药物没有或较少相互作用。

　　尽量单一用药，从小剂量开始，根据病情需要和患者耐受情况，逐步递增剂量至足量和足够长的疗程（至少6周）。药物治疗一般2~4周开始起效，如果使用某种药物治疗4~6周无效，可改用同类其他药物或作用机制不同的另一药物。急性期药物治疗的疗程一般为6~8周。STAR*D研究表明：①抑郁症的治疗可参照与高血压等其他慢性病治疗指南相似的策略；②在一种SSRI治疗无效后，无论转换成与SSRI作用机制相同或不同的药物，再得到的疗效相当；③而对于SSRI疗效不佳后增效治疗，不同种类的抗抑郁药或非抗抑郁药物增效剂所产生的疗效差别不大。换药无效时，可考虑联合使用2种作用机制不同的抗抑郁药，一般不主张联用2种以上抗抑郁药物。

　　**2. 非药物治疗**　　非药物治疗包括MECT、rTMS、心理治疗及补充或替代药物治疗。

　　（1）MECT：可以快速缓解症状，尤其适用于有拒食、自杀等紧急情况。

　　以下几种临床状况需要合并改良电抽搐治疗与药物治疗：伴有忧郁的重度抑郁症，特别是有强烈自伤、自杀行为或明显自责、自罪患者；原先抑郁发作时，用充分的抗抑郁药治疗无效，进一步的药物治疗仍可能无效；伴有妄想（通常是偏执性、躯体性或自我负性评价）的抑郁症；因躯体疾病不能给予药物治疗的患者可考虑使用。

　　MECT也可以应用于有骨折病史或骨质疏松者，年老体弱者，部分心血管疾病患者等传统电抽搐治疗方法不能选用的住院与门诊患者。

　　MECT需由有经验的专科医师实施，通常需治疗6~12次。完成疗效有助于最大限度地缓解症状。缺点在于：不能预防抑郁的复发，部分患者也因电抽搐治疗的不良反应如过敏、不合适麻醉等情况而禁止使用。

　　（2）rTMS：在某一特定皮质部位给予重复刺激，通过改变刺激频率而分别达到兴奋或抑制局部大脑皮质功能的目的，与脑内单胺类递质等水平改变有密切关系，从而缓解部分抑郁症状。急性期选择 rTMS 治疗的支持性证据较少。

（3）心理治疗：对于轻度抑郁症患者可单独使用，尤其适用于不愿或不能采用药物治疗或电抽搐治疗的患者。中、重度抑郁症患者推荐心理治疗联合药物治疗。心理治疗在解决心理问题、改善人际关系方面的疗效较好，特别是那些存在心理社会应激源、人际关系困难等因素的患者。若首选单一心理治疗，则建议临床医生定期监测和评估患者的症状反应。轻度抑郁症患者急性期单用心理治疗 6 周后无疗效或 12 周后症状缓解不完全，则应联合药物治疗。认知行为治疗和人际心理治疗可以作为急性期的一种治疗方法（2/B），精神动力治疗也可作为急性期的一种三线辅助治疗方法（1/C），对临床患者在急性期使用认知行为等心理治疗的效应仍需要进一步系统的研究。

（4）补充或替代药物治疗（complementary and alternative medicine，CAM）：被广泛用于抑郁症和其他精神疾病患者，在某种程度上是由于人们普遍相信"自然是更好的"。临床上需要首先考虑心理治疗和药物治疗，CAM 只是作为一种附加治疗，而且 CAM 与药物的相互作用并没有明确的信息。

CAM 具体包括以下几类：物理治疗法，例如光照疗法，加拿大指南指出一些随机对照试验证据表明光照疗法可以用在季节性抑郁症的急性期治疗，但尚缺乏循证证据来明确光照疗法和药物疗法的结合使用情况；睡眠剥夺；运动治疗；针灸治疗；营养食品疗法，包括 ω-3 脂肪酸、S 腺苷基蛋氨酸、脱氢表雄酮、色氨酸、叶酸等。目前一些研究证据仅提示光照治疗可以用于有季节性特征的抑郁症患者。

## （二）巩固期治疗

在巩固治疗期，患者病情常常没有达到完全稳定的状态，复燃（relapse）风险较大，要注意监测患者可能复燃的指征。有必要系统地定期评估患者的症状、治疗反应、依从性和功能状况，可通过临床医生使用他评量表及患者自评量表以获得这些信息。为了降低复发风险，对于首次发作并已经在急性期使用抗抑郁药达到临床治愈的患者，强烈推荐继续巩固治疗4~9个月，原则上应继续使用急性期治疗有效的药物，治疗剂量不变。

巩固期治疗的目的是预防复燃，在症状缓解后的4~9个月中，复燃是很常见的，在坚持治疗的患者中，仍然有20%的复燃率，而停止治疗（药物治疗及电抽搐治疗）的患者，复燃率高达85%。有证据表明，与急性期治疗完全缓解者相比，在急性期治疗未完全缓解者（这类患者更有必要进行巩固期的治疗），其复燃风险更高。未完全缓解的患者在这一时间单独使用心理治疗，其复燃的可能性也较高。尽管相关的随机对照双盲研究数量有限，但目前的结果显示在首次抑郁发作经药物治疗完全缓解后，其巩固期治疗应当继续使用急性期治疗有效的相同剂量的药物并坚持治疗4~9个月（2/B）。目前的研究显示三环类抗抑郁药物及新型抗抑郁药物均能有效预防复燃。锂盐对于预防复燃也有一定的作用（1/B）。

为了防止巩固期抑郁症的复燃，推荐使用心理治疗，如认知行为疗法。认知行为疗法作为巩固期治疗的合并治疗，能有效降低复燃及复发风险（1/A）。

在急性期电抽搐治疗有效的患者，应该继续使用药物治疗。那些药物和心理治疗无效的患者建议继续给予电抽搐治疗（2/B）。

指导患者及家属识别抑郁复燃的特殊症状对预防很有帮助，这些症状出现于他们抑郁再发作初期（比如，对以前感兴趣的事情不感兴趣了）。此外，在这一阶段，有任何残留症状、症状恶化或再现，社会功能下降等迹象，也提示患者可能复燃。如果复燃发生，要求必须返回急性期的治疗过程，第一步常常是增加药物治疗剂量或是 MECT 治疗（2/B）。对于进行心理治疗的患者，增加治疗频度或者转为心理合并药物治疗。同时有必要找出复发的诱因，如新的应激性事件、物质滥用、与抑郁相关的躯体疾病变化等。治疗依从性不佳也可能导致复燃，需要对患者进行血药浓度监测来明确。血药浓度还可能受药物相互作用及吸烟的影响。

## （三）维持期治疗

在痊愈后 6 个月，有 20% 的患者可能复发，50%～85% 的抑郁症患者在一生中至少有一次复发，每个人复发的时间不一致，通常为 2～3 年；抑郁发作的终身发作次数与其复发率高度相关，每多发作一次，其复发风险增加 16%。此外，之前有过抑郁发作的患者，在后期有较高出现其他类型的心境障碍的风险（如躁狂、轻躁狂、心境恶劣等）。

为了降低抑郁症的复发风险，在巩固期疗程结束后，应该进入维持期的治疗。既往有 3 次及 3 次以上抑郁发作或者慢性抑郁障碍的患者，如果存在复发风险的附加因素，如存在残留症状、早年起病、有持续的心理社会应激、有心境障碍家族史，则需维持治疗。此外，还应当考虑患者对治疗的选择、治疗方法、在巩固期存在的不良反应、复发的可能性、既往抑郁发作的频率和严重程度（包括精神病性症状和自杀风险等）、缓解后抑郁症状残留和存在共病等因素。这些因素对决定是否继续维持期治疗也有影响。对于一些患者，特别是有慢性和复发性抑郁症，或者存在共病或伴其他精神障碍的患者，维持期治疗是必需的。抑郁症复发的危险因素见表 3-1。

维持期的治疗推荐继续使用在急性期及巩固期有效的抗抑郁药，在维持期应当继续使用足剂量的治疗（1/A）。关于药物在维持期预防复发的临床研究很多。其中有使用三环类药物的，

表3-1　抑郁症复发的危险因素

| 抑郁症复发的危险因素 |
| --- |
| 残留症状持续存在 |
| 之前多次抑郁发作史 |
| 首次发作及后续发作症状重 |
| 起病年龄早 |
| 共病其他精神障碍 |
| 慢性躯体疾病 |
| 精神障碍家族史，尤其是情感障碍 |
| 持续的心理社会应激或功能缺陷 |
| 负性的认知观念 |
| 持续的睡眠障碍 |

也有新型抗抑郁药物及相关的 Meta 分析（1/A）；锂盐也能够在维持期继续使用（1/B）。目前尚不清楚是否由于治疗失效导致一些患者在维持期复发，但更多的复发可能是与药物预防作用不佳有关。因此，当患者抑郁复发时，临床医生通常使用同样的方法来治疗，比如增加药物剂量、换药、合并用药或使用心理治疗来增加疗效（1/A）。尽管维持期的心理治疗疗效的相关研究很少，但一些研究显示维持期的心理治疗是有效的（2/B）。药物治疗合并心理治疗（比如认知行为治疗、认知疗法或者人际心理治疗）在维持期的研究也有报道，一些结果显示，维持期两者合并使用能够比单一使用更有效地预防复发（1/A）。

对于使用药物治疗和（或）心理治疗的患者，应当根据其情况及治疗方法来制订适当的随访期。对于稳定期的患者，为了解其精神症状并对药物治疗进行监测，随访期限可以长达几个月，而对于进行心理动力学治疗的患者，其随访期限可以短至每周2次。对于认知行为治疗及人际心理治疗的患者，维持期治疗频率可以减少（比如每月1次）。

如果在急性期和巩固期治疗时应用过心理治疗，维持治疗可以考虑继续使用，但需减少频率。如果在急性期和巩固期药物治疗无效，但是电抽搐治疗有效，维持期可以继续考虑使用电抽搐治疗。

由于有复发的风险，在维持期应当定期地、系统地对患者进行评估。使用标准化测量量表有助于早期发现复发症状。

有关维持治疗的时间意见不一。WHO推荐仅发作一次（单次发作），症状轻，间歇期长（≥5年）者，一般可不维持治疗。维持的时间尚未有充分研究，一般至少2~3年，多次复发者主张长期维持治疗。有资料表明以急性期治疗剂量作为维持治疗的剂量，能更有效防止复发。

## （四）终止治疗

一般建议患者尽量不在假期前、重大的事件（比如结婚）及应激性事件发生时结束治疗。当停止药物治疗时，需要在几周内逐步减药，使撤药反应的可能性降到最低，应当建议患者不要突然停药，在旅行或外出时随身携带药物。当减量或停用抗抑郁药物时，缓慢减量或是改为长半衰期的抗抑郁药可能会降低撤药综合征的风险（1/A）。撤药反应包括对情绪、精力、睡眠及食欲的影响，可能被误认为是复发的征兆。撤药反应较常出现在药物半衰期短的药物中（2/B）。医生应当告之患者这类反应短期会消失，缓慢减量可以避免撤药反应的发生（3/C）。

停止治疗之前，应告知患者存在抑郁症状复发的潜在危险，并应确定复发后寻求治疗的计划。复发概率最高的时间是在结束治疗后的2个月内。停药后，仍应对患者进行数月的监督随访，若症状复发，患者应该再次接受一个完整疗程的急性期治疗。对于接受心理治疗的患者，虽然不同心理治疗的方法有不同的具体过程，但应在结束治疗之前，告知患者下一步要停止治疗。

# 三、治疗方法

## （一）药物治疗

1. **治疗原则**　抑郁障碍的药物治疗原则是构建在抑郁障碍的整体治疗原则之上的。抗抑郁剂是当前治疗各种抑郁障碍的主要药物，能有效解除抑郁心境及伴随的焦虑和躯体症状等，有效率约为 50%（1/A）。

根据对抑郁障碍的多年临床实践和相关研究，其治疗总体原则是：

（1）充分评估与监测原则：对诊断、症状及其特点、治疗以及影响药物治疗的躯体状况、患者的主观感受、社会功能、生活质量以及药物经济负担等进行充分的评估；定期应用实验室检查及精神科量表（自评量表和他评量表）进行疗效及耐受性、安全性方面的量化监测（1/A）。

（2）确定药物治疗时机原则：对于本人不愿接受药物治疗或专业医务工作者认为不需要治疗干预也可以康复的轻度抑郁障碍患者，通常应该在 2 周内进一步评估以决定是否用药（1/B）。中重度抑郁障碍患者应尽早开始药物治疗（1/A）。

（3）个体化合理用药原则：应根据临床因素对抗抑郁药物进行个体化选择。如考虑药物疗效或不良反应的性别差异选择药物种类（1/A）；考虑不同年龄患者的代谢差异调整药物剂量（1/A）；对于有自杀意念的患者避免一次处方大量药物，以防意外（1/A）；考虑患者既往用药史，优先选择过去药物疗效满意的种类（1/B）。

选择抗抑郁药物主要考虑的因素见表 3-2。

表 3-2　选择抗抑郁药物主要考虑的因素

| 类别 | 考虑因素 |
| --- | --- |
| 安全性 | 患者躯体状况和耐受性；药物不良反应；可能的药物相互作用；过量服药风险 |
| 有效性 | 药物的临床治愈率；药物起效速度；临床症状特征；既往用药史；药物药理学特征；药物遗传学特征 |
| 经济性 | 药物价格；自付费比例 |
| 适当性 | 治疗偏好；药物可获得性；使用简便性 |

（4）抗抑郁剂单一使用原则：通常，抗抑郁剂尽可能单一使用。对难治性病例可以联合用药以增加疗效（3/B）；伴有精神病性症状的抑郁症，应该采取抗抑郁剂和抗精神病药物合用的药物治疗方案（1/A）。

（5）确定起始剂量及剂量调整原则：结合耐受性评估，选择适宜的起始剂量，根据药动学特点制定适宜的药物滴定速度，通常在 1~2 周内达到有效剂量（1/A）。如果在服用抗抑郁剂 2 周后没有明显改善（抑郁症状评定量表减分率<20%），且药物剂量有上调空间，可以结合患者耐受性评估情况增加药物剂量（1/A）；对表现出一定疗效的患者（抑郁症状评定量表减分率≥20%），可以考虑维持相同剂量的抗抑郁剂治疗至 4 周，再根据疗效和耐受性决定是否进行剂量调整（1/A）。

（6）换药原则：对于依从性好的患者，如果抗抑郁剂的剂量达到个体能够耐受的最大有效剂量或足量（药物剂量上限）至少 4 周仍无明显疗效，即可确定药物无效并考虑换药（1/A）。换药并不局限于在不同种类之间，也可以在相同种类间进行（1/A）；但是如果已经使用 2 种同类的抗抑郁剂无效，建议换用不同种类的药物治疗（1/A）。

（7）联合治疗原则：当换药治疗无效时，可考虑 2 种作用机制不同的抗抑郁剂联合使用以增加疗效，一般不主张联用2种以上抗抑郁剂，很少证据表明2种以上抗抑郁剂联合治疗有效（1/A）。

也可以考虑其他治疗方式，附加锂盐（1/A）、非典型抗精神病药（患者可以不伴有精神病性症状）（1/A）或三碘甲状腺原氨酸（T3）（2/B）等常常有效。

（8）停药原则：对再次发作风险很低的患者，维持期治疗结束后在数周内逐渐停药（2/A），如果存在残留症状，最好不停药（1/A）。应强调患者在停药前征求医生的意见。在停止治疗后2个月内复发危险最高，应在停药期间坚持随访，仔细观察停药反应或复发迹象，在需要时可快速回到原有药物的有效治疗剂量治疗（1/A）。

（9）加强宣教原则：治疗前向患者阐明药物治疗方案、药物性质、作用和可能发生的不良反应及对策，争取他们的主动配合，保证依从性（1/A）。

（10）治疗共病原则：积极治疗与抑郁发作共病的焦虑障碍、躯体疾病、物质依赖等（1/A）。

**2. 治疗药物**　抑郁障碍的治疗药物种类繁多，结合国内情况，本指南基于证据标准和推荐标准对抗抑郁剂进行分级推荐。

（1）A级推荐药物：和传统的三环类药物以及单胺氧化酶抑制剂相比，SSRI、SNRI和其他一些新型抗抑郁剂凭借在安全性和耐受性方面的优势成为A级推荐药物。大量的循证证据支持这些药物可以有效地治疗抑郁症（1/A），并且不同药物总体有效率和总体不良反应发生率之间不存在显著性差异（1/A）。包括5类共12种药物，见表3-3。

1）选择性5-羟色胺再摄取抑制剂（SSRI）：目前国内能够使用的有氟西汀、舍曲林、帕罗西汀、氟伏沙明、西酞普兰和艾司西酞普兰。急性期治疗中，众多RCT研究支持SSRI治疗抑郁症的疗效优于安慰剂，有10余篇系统综述和Meta分析显示

表 3-3　常用的抗抑郁剂推荐

| 抗抑郁剂 | 药理机制 | 日剂量范围<br>（中国，mg） | FDA 批准<br>适应证 | CFDA 批准<br>适应证 |
|---|---|---|---|---|
| **A 级推荐药物** | | | | |
| 氟西汀（fluoxetine） | SSRI | 20~60 | 是 | 是 |
| 帕罗西汀（paroxetine） | SSRI | 20~50 | 是 | 是 |
| 氟伏沙明（fluvoxamine） | SSRI | 100~300 | 是 | 是 |
| 舍曲林（sertraline） | SSRI | 50~200 | 是 | 是 |
| 西酞普兰（citalopram） | SSRI | 20~60 | 是 | 是 |
| 艾司西酞普兰（escitalopram） | SSRI | 10~20 | 是 | 是 |
| 文拉法辛（venlafaxine） | SNRI | 75~225 | 是 | 是 |
| 度洛西汀（duloxetine） | SNRI | 60~120 | 是 | 是 |
| 米氮平（mirtazapine） | NaSSA | 15~45 | 是 | 是 |
| 米那普仑（milnacipran） | SNRI | 100~200 | 是 | 是 |
| 安非他酮（bupropion） | NDRI | 150~450 | 是 | 是 |
| 阿戈美拉汀（agomelatine） | $MT_1$ 和 $MT_2$ 激动<br>剂；5-$HT_2$ 拮抗剂 | 25~50 | 是 | 是 |
| **B 级推荐药物** | | | | |
| 阿米替林（amitriptyline） | TCA | 50~250 | 是 | 是 |
| 氯米帕明（clomipramine） | TCA | 50~250 | 是 | 是 |
| 多塞平（doxepine） | TCA | 50~250 | 是 | 是 |
| 丙米嗪（imipramine） | TCA | 50~250 | 是 | 是 |
| 马普替林（maprotiline） | 四环类 | 50~225 | 是 | 是 |
| 米安色林（mianserin） | 四环类 | 30~90 | 是 | 是 |
| 曲唑酮（trazodone） | SMA | 50~400 | 是 | 是 |
| 瑞波西汀（reboxetine） | NRI | 8~12 | 是 | 是 |
| 噻奈普汀（tianeptine） | SARI | 25~37.5 | 是 | 是 |
| **C 级推荐药物** | | | | |
| 吗氯贝胺（moclobemide） | RIMA | 150~600 | 是 | 是 |

注：5-HT，5-羟色胺；SSRI，选择性 5-羟色胺再摄取抑制剂；SNRI，选择性 5-羟色胺和去甲肾上腺素再摄取抑制剂；NaSSA，去甲肾上腺素和特异性 5-羟色胺能抗抑郁药；NDRI，去甲肾上腺素和多巴胺再摄取抑制剂；NRI，选择性去甲肾上腺素再摄取抑制剂；SARI，选择性 5-羟色胺拮抗/再摄取抑制剂；RIMA，可逆性单胺氧化酶抑制剂；TCA，三环类抗抑郁药；SMA，5-羟色胺平衡抗抑郁药；MAOI，单胺氧化酶抑制剂；MT，褪黑素；FDA，美国食品药品监督管理局；CFDA，中国国家食品药品监督管理局

SSRI 对抑郁症的疗效与 TCA 相当（1/A）。不同 SSRI 药物间的整体疗效没有明显的差异。2009 年 *Lancet* 上发表了一篇 Meta 分析，比较了 12 种新型抗抑郁药的急性期疗效，结果显示米氮平、艾司西酞普兰、文拉法辛和舍曲林的疗效优于度洛西汀、氟西汀、氟伏沙明和帕罗西汀，而艾司西酞普兰、舍曲林、安非他酮和西酞普兰的可接受性（中断治疗率）优于其他新型药物。艾司西酞普兰和舍曲林的疗效和耐受性最为平衡。也有文献表明艾司西酞普兰、舍曲林在某些疗效指标上略优于其他 SSRI 和文拉法辛。

在巩固期预防复燃方面，与安慰剂相比，使用 SSRI 可有效预防抑郁症复燃。不同 SSRI 类药物其预防抑郁复燃的疗效相似（1/A）。

关于维持期预防复发的研究较少，RCT 研究表明，与安慰剂相比，SSRI 在预防抑郁症复发方面具有明显优势，可显著减低抑郁复发风险（1/A）。

2）选择性 5-羟色胺和去甲肾上腺素再摄取抑制剂（SNRI）：国内使用的有文拉法辛、度洛西汀和米那普仑。文拉法辛和米那普仑的疗效与 TCA 相当（1/A），尚无度洛西汀与 TCA 比较的系统性研究。Meta 分析显示，文拉法辛、度洛西汀和米那普仑治疗抑郁症的疗效与 SSRI 相当（1/A）。文拉法辛的临床治愈率优于 SSRI，耐受性则不及 SSRI（1/A）。在疗效上文拉法辛与度洛西汀相当（1/A）。SNRI 预防抑郁症复燃（1/A）和复发（1/A）的效果明显优于安慰剂。

3）去甲肾上腺素和特异性 5-羟色胺能抗抑郁剂（NaSSA）：米氮平。RCT 研究表明米氮平治疗抑郁症的疗效优于安慰剂（1/A），与文拉法辛相当（1/A）。Meta 分析显示其疗效与 TCA 和 SSRI 相当（1/A）。与安慰剂相比，米氮平（1/A）可有效预防抑郁症复燃。

4）去甲肾上腺素多巴胺再摄取抑制剂（NDRI）：安非他

酮。Meta 分析显示安非他酮治疗抑郁症的疗效优于安慰剂，与 SSRI 相当（1/A）。对于伴有焦虑症状的抑郁症患者，SSRI 的疗效优于安非他酮（1/A），但安非他酮对疲乏、困倦症状的改善要优于某些 SSRI（1/A）。安非他酮对体重增加影响较小，甚至可减轻体重，这一点可能适用于超重或肥胖的患者（1/A）。与安慰剂相比，安非他酮可有效预防抑郁症的复燃和复发（1/A）。

5）其他新型抗抑郁剂：阿戈美拉汀，褪黑素 $MT_1/MT_2$ 受体激动剂和 $5\text{-}HT_{2c}$ 受体拮抗剂。Meta 分析显示，阿戈美拉汀急性期抗抑郁疗效优于安慰剂，与 SSRI 和 SNRI 相当（1/A）。在预防复燃和复发方面，阿戈美拉汀优于安慰剂（1/A），整体疗效与舍曲林、氟西汀、艾司西酞普兰和文拉法辛相当（1/A）。

使用阿戈美拉汀前必须进行基线肝功能检查，血清氨基转移酶超过正常上限 3 倍者不应使用该药治疗。治疗期间，必须在第 3、6、12 和 24 周监测肝功能。

（2）B 级和 C 级推荐药物：B 级推荐药物主要包括 TCA 和四环类药物、曲唑酮、噻奈普汀和瑞波西汀。

TCA 和四环类药物由于其耐受性和安全性问题，作为 B 级抗抑郁剂加以推荐，目前国内使用的有阿米替林、氯米帕明、丙米嗪、多塞平、马普替林和米安色林。大量研究证明 TCA 和四环类药物对抑郁症的确切疗效（1/B），其中阿米替林的疗效略优于其他 TCA。对于住院患者而言，阿米替林的疗效优于 SSRI，对于门诊患者两者间疗效没有差异，但 SSRI 耐受性更好。

曲唑酮，综合其疗效和耐受性，作为 B 级推荐抗抑郁剂。曲唑酮的抗抑郁效果优于安慰剂，逊于 SSRI（1/B）。低剂量曲唑酮有改善睡眠的作用，但长期使用需注意不良反应和药物耐受性问题（1/B）。

噻奈普汀的研究较少，RCT 研究显示噻奈普汀急性期的疗效与帕罗西汀相当（2/B）。2010 年一项 Meta 分析显示，瑞波西汀的疗效弱于 SSRI（1/B）。

单胺氧化酶抑制剂（MAOI）由于其安全性和耐受性问题，以及药物对饮食的限制问题，其作为 C 级推荐药物。MAOI 可以有效治疗抑郁症，常用于其他抗抑郁剂治疗无效的抑郁症患者（1/C）。国内仅有吗氯贝胺作为可逆性单胺氧化酶再摄取抑制剂（MAO-A），与 TCA 疗效相当（1/C）。

（3）其他药物：氟哌噻吨美利曲辛是抗抑郁剂和抗精神病药物的复方制剂，没有获得抑郁症治疗适应证，在国内常用于对症治疗某些抑郁、焦虑症状。但由于其疗效不持久，撤药反应大，有可能引起严重的不良反应（如迟发性运动障碍），缺乏严谨的循证证据，不推荐作为治疗抑郁症的常规药物。

中草药：目前在我国获得国家食品药品监督管理局正式批准治疗抑郁症的药物还包括中草药，主要治疗轻中度抑郁症。

圣·约翰草提取物片（Extract of St. John's Wort Tablets）：是从草药（圣·约翰草）中提取的一种天然药物，其主要药理成分为贯叶金丝桃素和贯叶连翘。适用于治疗轻、中度抑郁症。

舒肝解郁胶囊：是由贯叶金丝桃、刺五加复方制成的中成药胶囊制剂。治疗轻、中度单相抑郁症属肝郁脾虚证者。治疗轻、中度抑郁症的疗效与盐酸氟西汀相当，优于安慰剂。

巴戟天寡糖胶囊：治疗轻中度抑郁症中医辨证属于肾阳虚证者。

### 3. 药物治疗过程中的相关问题

（1）常见不良反应及处理（表3-4）：药物的不良反应会影响治疗的耐受性和依从性，需要在临床使用中注意观察并及时处理。不同抗抑郁剂其常见不良反应也有所不同，大部分新型抗抑郁剂的总体耐受性要优于 TCA，治疗中断率更低，安全性更好。

表 3-4 抗抑郁药物常见不良反应及处理措施

| 常见不良反应 | 相关药物 | 处理措施 |
| --- | --- | --- |
| **心血管系统** | | |
| 心律失常 | TCA | 心功能不稳定或心肌缺血者慎用；会与抗心律失常药产生相互作用 |
| 高血压 | SNRI，安非他酮 | 监测血压；尽量使用最小有效剂量；加用抗高血压药 |
| 高血压危象 | MAOI | 紧急治疗；如果高血压是严重的，需使用静脉内抗高血压药（如拉贝洛尔，硝普钠） |
| 直立性低血压 | TCA，曲唑酮，MAOI | 加用氟氢可的松；增加食盐的摄入 |
| **消化系统** | | |
| 便秘 | TCA | 保证摄入充足水分；泻药 |
| 口干 | TCA，SNRI，安非他酮 | 建议使用无糖口香糖或糖果 |
| 胃肠道出血 | SSRI | 确定合并用药是否会影响凝血 |
| 肝脏毒性 | 阿戈美拉汀 | 提供有关的教育和监测肝功能 |
| 恶心，呕吐 | SSRI，SNRI，安非他酮 | 饭后或分次给药 |
| **泌尿生殖系统** | | |
| 排尿困难 | TCA | 加用氨甲酰甲胆碱 |
| 性唤起，勃起功能障碍 | TCA，SSRI，SNRI | 加用西地那非，他达拉非，丁螺环酮，或安非他酮 |
| 性高潮障碍 | TCA，SSRI，文拉法辛，MAOI | 加用西地那非，他达拉非，丁螺环酮，或安非他酮 |
| 阴茎异常勃起 | 曲唑酮 | 泌尿科紧急治疗 |
| **神经精神系统** | | |
| 谵妄 | TCA | 评估其他可能导致谵妄的病因 |
| 头痛 | SSRI，SNRI，安非他酮 | 评估其他病因（如咖啡因中毒，磨牙，偏头痛，紧张性头痛） |
| 肌阵挛 | TCA，MAOI | 氯硝西泮 |

| 常见不良反应 | 相关药物 | 处理措施 |
| --- | --- | --- |
| 癫痫 | 安非他酮，TCA，阿莫沙平 | 评估其他病因，并加用抗惊厥药物 |
| 激越 | SSRI，SNRI，安非他酮 | 早晨服用 |
| 静坐不能 | SSRI，SNRI | 加用 β-受体阻滞剂或苯二氮䓬类药物 |
| 失眠 | SSRI，SNRI，安非他酮 | 早晨服用；加用镇静催眠药；增加褪黑素；提供睡眠卫生教育或认知行为治疗 |
| 镇静 | TCAs，曲唑酮，米氮平 | 睡前给药，添加莫达非尼或哌甲酯 |
| **其他** | | |
| 胆固醇增加 | 米氮平 | 加用他汀类药物 |
| 体重增加 | SSRI，米氮平，TCA，MAOI | 鼓励运动，咨询营养师，更改抗抑郁药物，可考虑使用仲胺基（如TCA）或其他较少引起体重问题的药物（如安非他酮） |
| 视力模糊 | TCA | 加用毛果芸香碱滴眼液 |
| 磨牙症 | SSRI | 若有临床指征，需牙科医生会诊 |
| 多汗 | TCA，某些 SSRI 类药物，SNRI | 加用 $\alpha_1$-肾上腺素能受体阻滞剂（如特拉唑嗪），中枢 $\alpha_2$-肾上腺素能受体激动剂（如可乐定），或抗胆碱能药（如苯扎托品） |
| 跌倒风险 | TCA，SSRI | 监测血压；评估镇静作用，视力模糊，或精神错乱；改善环境 |
| 骨质疏松 | SSRI | 进行骨密度监测，并添加特殊的治疗，以减少骨质流失（如钙和维生素 D，双膦酸盐，选择性雌激素受体调节剂） |

　　SSRI 最常见的不良反应是胃肠道反应（恶心、呕吐和腹泻），激活/坐立不安（加重坐立不安、激越和睡眠障碍），性功能障碍（勃起或射精困难，性欲丧失和性冷淡）和神经系统（偏头疼和紧张性头疼）。SSRI 还会增加跌倒的风险。某些患者长期服用 SSRI 可能会导致体重增加。

　　SNRI 的常见不良反应与 SSRI 类似，例如恶心、呕吐、性功能障碍和激活症状。SNRI 还有一些与去甲肾上腺素活动相关的不良反应，如血压升高、心率加快、口干、多汗和便秘。

　　米氮平中断治疗率和 SSRI 相当，其常见不良反应包括口干、镇静和体重增加，因此较适合伴有失眠和体重下降的患者，但有可能升高某些患者的血脂水平。

　　安非他酮由于没有直接的 5-羟色胺能系统作用，因此很少发生性功能障碍。神经系统的不良事件有头疼、震颤和惊厥，应避免使用过高的剂量（不超过 450 mg/d）以防止诱发癫痫发作。一般不用于伴有精神病性症状的抑郁症患者。其他常见的不良反应还有激越、失眠、胃肠不适。

　　阿戈美拉汀常见的不良反应有头晕、失眠、视物模糊、感觉异常。整体耐受性与 SSRI、SNRI 相当。因为有潜在肝损害的风险，因此开始治疗和增加剂量时需要常规监测肝功能。

　　TCA 最常见的不良反应涉及抗胆碱能（口干、便秘、视物模糊和排尿困难），心血管系统（直立性低血压、缓慢性心律失常和心动过速），抗组胺能（镇静、体重增加）和神经系统（肌阵挛、癫痫和谵妄）。对于患有较严重心血管疾病、闭角性青光眼、前列腺肥大、认知损害、癫痫和谵妄的患者不应使用 TCA。

　　曲唑酮最常见的不良反应是镇静，比其他新型抗抑郁剂更明显。心血管系统不良反应和性功能障碍也较常见。

　　（2）5-羟色胺综合征（serotonin syndrome, SS）：5-羟色胺综合征是神经系统 5-羟色胺功能亢进引起的一组症状和体征，是有可能危及生命的药物不良反应。通常表现为自主神经功能改变、精神状态改变和神经肌肉异常的临床三联征。轻微的症状可能容易被忽略，而无意中加大致病药物的剂量或增加具有促5-羟色胺能作用的药物，则可激起严重的临床恶化过程。

诊断 5-羟色胺综合征最常使用 Sternbach 临床诊断标准：①在原药物治疗方案中合并或增加一种 5-羟色胺能药物剂量的同时发生至少 3 项下列临床症状，包括精神状态变化（意识模糊、轻躁狂），激越，肌阵挛，反射亢进，出汗，寒战，震颤，腹泻，共济失调，发热；②已排除其他病因，如感染、代谢性疾病、精神活性物质滥用或撤药；③在上述症状体征出现前没有开始使用某种抗精神病药物或增加剂量。由于 Sternbach 诊断标准更多依赖于精神状态改变，有研究者提出了 Radomski 标准和 Hunter 标准。

5-羟色胺综合征发生率高，但识别率低，因此早期识别与治疗 5-羟色胺综合征极为关键。

（3）撤药综合征（withdraw syndrome）：抗抑郁药的撤药综合征通常出现在大约 20% 的患者中，在服用一段时间的抗抑郁药后停药或减药时发生。几乎所有种类的抗抑郁药都有可能发生撤药综合征。撤药综合征的发生与使用药物时间较长、药物半衰期较短有关。

通常表现为流感样症状、精神症状及神经系统症状等。撤药综合征的症状有可能被误诊为病情复燃或复发。

证据表明，在 SSRI 中，氟西汀的撤药反应最少（主要代谢产物去甲氟西汀的半衰期较长），帕罗西汀的急性撤药反应最常见，高于舍曲林、西酞普兰或艾司西酞普兰。SNRI 中，文拉法辛（去甲文拉法辛）的撤药反应比度洛西汀更为常见。

（4）自杀：2004 年，美国 FDA 要求抗抑郁剂厂商在药物说明书中就儿童和青少年服用抗抑郁剂可能引发的自杀问题予以黑框警示。此后，有多篇关于自杀问题的相关文献发表。归纳上述研究，没有明确的迹象表明在年轻人或老年人中使用新型抗抑郁剂与自杀有关。在儿童和青少年中使用新型抗抑郁剂与自杀关系尚不明确。但是，在用药的最初 2~4 周需要评估自杀风险，此时药物的不良反应与症状的叠加作用可能导致自杀风险增高，对自杀的评估应该贯穿于整个治疗过程中。

## （二）心理治疗

在过去的 30 余年里，有关抑郁障碍的心理治疗研究文献较多，包括各种专业心理治疗的方法，但在总体的数量和质量上仍逊色于药物治疗，并且主要侧重于个别心理治疗，以及住院和门诊患者。近年来，已有部分研究开始涉及探讨不同形式的心理治疗在抑郁障碍中的应用，包括团体治疗、电话咨询，以及电脑或网络辅导等。

1. **治疗原则**　根据英国牛津英文字典中的定义，心理治疗是指"通过沟通来处理精神疾患、行为适应不良和其他情绪问题的各种形式治疗，即一名训练有素的治疗者与患者建立起工作关系，旨在减轻症状、纠正不良行为方式，以及促进健全人格的发展"。从该定义中不难发现，治疗师的资质非常重要，另外，患者的意愿和治疗依从性也非常关键。

尽管心理治疗的流派和种类各有不同，但具有治疗作用的核心成分具有共同之处，特别是治疗抑郁障碍的心理治疗方法常具有以下共同特点：①目标为减轻抑郁的核心症状；②每种心理治疗都有各自特殊的设置；③心理治疗聚焦于患者当前的问题；④治疗师和患者都要求保持积极主动，后者通常有回家作业；⑤通常有症状的检测，一般为量表的评估；⑥一般都具有疾病心理教育的环节；⑦治疗是具有时间限制的，通常合并药物治疗。现在，很多个体心理治疗的手段经过改良之后用于团体治疗，并加入了一些新的技术，但治疗的关键环节仍被保留。

何时何地开始心理治疗受到很多因素的影响，与患者、治疗师以及整个医疗系统有关。在患者方面，需要考虑到特殊人群（如孕妇）、药物禁忌证、患者的个人倾向性、支付能力等等。其中，患者的个人倾向性也受到社会文化背景、媒体宣传以及对药物不良反应的恐惧等各种因素的影响。治疗师方面的影响因素，包括是否能提供专业的心理治疗并且时间、能力和场地等。医疗系统方面包括提供资源的能力和资源的可获得性，如某项心理治疗是否属于医保涵盖范围等。

医生在选择某种心理治疗时应考虑相关证据，特别是对于特殊人群是否有特别推荐。患者的病情严重程度、治疗的安全性和相对禁忌证也应充分考虑，如果患者存在严重的消极观念，应首先考虑药物治疗，并注意药物治疗的疗效和起效时间，必须避免单一心理治疗。需要强调的是，治疗方案的选择上需征求患者的意愿。心理治疗可单独用于轻至中度抑郁障碍和特殊患者（如孕产妇、药物不耐受者等）的急性期治疗。亦可与药物治疗合用，适用于不同严重程度抑郁障碍治疗的各个阶段（包括急性期、巩固期和维持期）。但不宜单独应用于重度的抑郁症患者。

心理治疗一旦考虑使用，必须有机地整合到抑郁障碍患者的精神科治疗方案之中，而不是独立于整个治疗方案之外。同药物治疗一样，也存在医患两方面因素对心理治疗疗效的影响，即治疗师的资质、技能与受训经历等，以及患者的病情严重程度、病程、对心理治疗的态度和观念、早年生活经历（如创伤）等。简而言之，心理治疗对于有心理社会应激和心理因素的抑郁障碍患者是有效的。

心理治疗本身也可能有一定的"不良反应"，如治疗需要充裕的时间和足够的耐心，以及治疗的费用等，这些对部分患者而言可能是难以承受的。再者，心理治疗工作本身也会让患者产生焦虑或其他强烈的体验或反应，部分患者也是难以应对与处理的。一般而言，如果急性期治疗4～8周患者症状无明显改善（症状改善率<20%），治疗医师应该重新评估病情、根据不同心理治疗方法的特点考虑调整心理治疗的频度或改变其它的治疗方法与方案（包括药物治疗和其他物理治疗等）。

**2. 治疗方法** 有关抑郁障碍急性期治疗，目前循证证据较多、疗效肯定的心理治疗方法包括：认知行为治疗（cognitive behavioral therapy，CBT）、人际心理治疗（interpersonal psychotherapy，IPT）和行为心理治疗（如行为激活），这些对轻至中度抑郁障碍的疗效与抗抑郁药疗效相仿，但对严重的或内源性抑郁往往不能单独使用心理治疗，须在药物治疗的基础上联合使用；而其他心理治疗（如精神动力学治疗）有效的证据较少。对于慢性抑郁，认知行为治疗和人际心理治疗的疗效可能逊于药物治疗，但心理治疗可有助于改善慢性患者的社交技能及其与抑郁相关的功能损害。

（1）认知行为治疗（CBT）：认知行为治疗是一种通过诘难或挑战抑郁障碍患者对自我、周围环境和未来的不合理信念和错误态度来减轻抑郁症状，鼓励患者在现实生活中改变不恰当的认知与行为的限时、强化、侧重症状的心理治疗。轻中度抑郁症急性期治疗推荐可单用或与药物合用，巩固期和维持期治疗推荐可单用或与药物合用（1/A）。

1）基本特征：在认知行为治疗中，患者需学会识别负性自动思维和纠正不恰当的认知错误，学习新的适应性行为模式和"换个角度看问题"（转变认知），让患者积极与所处环境互动并且增加其控制感（master）和愉悦感（pleasure），即"M和P"技术。其中一些行为干预技术如行为激活（behavioral activation）、回家作业等对于改善患者的症状非常重要，特别是存在社交退缩和兴趣缺乏的抑郁患者。其他有效的行为治疗技术和方法包括安排有计划的活动、自控训练、社交技巧训练、问题解决、逐级加量家庭作业、安排娱乐活动、减少不愉快活动等。

急性期治疗的疗程一般推荐为期 12~16 周（平均每周 1 次，治疗初期可每周 2 次，以利于早期减轻抑郁症状）。有研究提示，对严重的抑郁障碍患者，为期 16 周的认知行为治疗疗效较为期 8 周的更有效。

2）疗效评价：大量可靠证据显示，认知行为治疗在抑郁障碍急性期治疗中可有效减轻抑郁症状，在巩固期和维持期治疗中可有效预防或减少复燃与复发，但对严重抑郁障碍患者疗效欠佳。可以作为一线治疗的选择。早在十几年前就有 Meta 分析显示认知行为治疗的疗效与抗抑郁药物相当，明显优于安慰剂对照组和等待对照组。对青少年抑郁障碍也同样如此。之后又有不少研究陆续证实认知行为治疗治疗与抗抑郁药物治疗差异无显著性。STAR*D 的相关研究结果显示，认知行为治疗治疗作为对于西酞普兰治疗无效的患者选择的措施之一，选用认知行为治疗患者的缓解率与选用另一种抗抑郁药物治疗的效果相当，并且不良反应更少，但平均缓解时间要比服用抗抑郁药物的患者长 3 周。

（2）人际心理治疗（IPT）：人际心理治疗是一种侧重抑郁障碍患者目前的生活变故，如失落、角色困扰与转换、社会隔离和社交技巧缺乏，以及调整与抑郁发作有关人际因素的限时的心理治疗。轻中度抑郁症急性期治疗推荐可单用或与药物合用，巩固期和维持期治疗推荐可单用或与药物合用（1/A）。

1）基本特征：人际心理治疗通常包括 3 个阶段共 16 次治疗（平均每周 1 次，治疗初期可每周 2 次，以利于早期减轻抑郁症状）。治疗初期通常为 1~3 次会谈，主要工作为采集病史、做出诊断及介绍人际心理治疗的一般情况；治疗中期为治疗的主要阶段，重点在 4 个人际问题（悲伤反应、人际角色的困扰、角色变化或人际关系缺乏）中的 1 个或 2 个以上；治疗后期为回顾治疗全过程，巩固疗效并准备结束治疗。主要通过帮助患者识别出这些诱发或促发其抑郁发作的人际因素，鼓励其释放哀伤、帮助其解决角色困扰与转换问题、学习必要的社交技能以建立新的人际关系和获得必要的社会支持，从而改善抑郁。

2）疗效评价：已有很多设计严谨的随机对照研究证实人际心理治疗治疗抑郁障碍急性期有效，目前将人际心理治疗作为治疗抑郁障碍的一线选择。并且人际心理治疗治疗基层医疗保健门诊中的抑郁障碍患者，包括较严重者、青少年、孕妇和老年等也有效。对于抑郁障碍的维持治疗也有一定的证据支持，可以作为二线选择。在一项美国国立精神卫生研究院（NIMH）牵头的大型研究中，人际心理治疗明显优于安慰剂，疗效与丙米嗪相当。对于中重度的抑郁患者，人际心理治疗和丙米嗪药物治疗差异没有统计学意义。尽管有一项 Meta 分析提示人际心理治疗的疗效略优于认知行为治疗，另有一项提示药物治疗优于人际心理治疗，但目前尚无充分证据证实人际心理治疗、认知行为治疗和药物治疗之间孰优孰劣。由于人际心理治疗强调抑郁障碍是医学疾病而非单纯的心理问题，即是疾病和症状困扰了患者而非患者本人的问题，因此临床上多与药物治疗合用，但目前也没有证据证明药物和人际心理治疗联合治疗优于单一的药物治疗或者人际心理治疗。

（3）行为治疗与行为激活：行为治疗（behavior therapy）是最早应用实验和操作条件反射原理来认识和治疗临床问题的一类心理治疗方法，它强调问题，针对目标和面向将来，是以实验为基础的一类操作治疗方法，应用人的学习原则来克服精神障碍，具有针对性强、易操作、疗程短、见效快等特点。轻中度抑郁症急性期治疗推荐可单用或与药物合用（1/B）。

1）基本特征：行为治疗理论认为异常行为，即使是生物源性或躯体疾病所造成的，也可以通过对患者及其环境的相互作用，即通过学习进行治疗干预来取得改善。治疗往往是直接（而非间接）针对某一障碍的体征和症状，具体的技术包括系统脱敏、满灌疗法、自信心和社交技巧训练、厌恶疗法、行为辅助工具、阳性强化和消除法、自控法、治疗协议或临时合同等。

行为激活（behavioral activation，BA）是以行为疗法为基础，将任务按照一定的方法和顺序分解成一系列较为细小而又相互独立的步骤，然后采用适当的强化方法逐步训练每一小步骤，直到患者掌握所有步骤，最终可以独立完成任务，并且在其他场合下能够应用其所学会的知识和技能，是近来比较流行的行为治疗的技术。行为激活通过增加抑郁患者的活动量，评估抑郁行为和非抑郁行为的不同结果，强调某些认知和情绪状态，从而让抑郁患者改善。行为激活对于改变抑郁患者的惰性，特别是避免社交退缩非常实用。

2）疗效评价：病例报道和开放性研究表明，行为激活对不典型抑郁障碍或其他精神障碍伴发的抑郁均有较好的疗效。在2项抑郁障碍的随机对照研究中，比较认知行为治疗、行为激活和行为激活加部分但不是全部认知行为治疗的认知技术，结果显示3种治疗措施不论是在抑郁障碍的急性期还是预防复发方面都效果相当。系统综述表明，行为激活在抑郁障碍的急性期治疗和预防复发方面都有一定作用，具有一定的循证医学证据。有研究观察到，行为激活的疗效与患者依从性有关，与完成活动量的多少无关。总体而言，关于行为激活治疗抑郁障碍的研究数目较少，有力证据不足，目前作为二线治疗手段推荐。

（4）精神动力学治疗：精神动力学治疗是建立在精神分析原理的基础上的一种心理治疗，其核心是假设一些有意识或无意识的情绪和防御机制导致了抑郁障碍的不良情绪和认知状态的发生发展。通过对这些因素的内省，如认识并理解这些躯体和精神症状的来源以及对行为的影响，从而改善疾病。目前缺乏肯定的循证医学证据，不作为A级推荐（1/B）。

1）基本特征：经典的精神分析理论强调童年期的创伤经历，尤其是潜意识领域的内心冲突及性本能的作用对成年期异常行为或精神症状的影响。在精神分析治疗技术中，治疗师尽量忽视自己的存在而鼓励患者自由地谈论自己的想法和感受（即自由联想），通过提问来澄清问题，通过释梦和内省等技术帮助患者面对阻碍，并给予解释、指点，同时保持相对的被动，最终使得患者领悟，从而改变自我。心理防卫机制（mental defense mechanism）最初由弗洛伊德提出，用来说明人们在对付那些使人感到烦恼、焦虑的威胁和危险时常采取的自我保护策略，以减轻焦虑和痛苦。目前在心理治疗中，治疗师常应用心理防卫机制的理论给予患者以指导和知识教育，并取得一定的效果。传统的精神分析治疗的持续时间长达数年之久，每周会谈 4~5 次，每次 1 小时左右，费时较长，且花费昂贵。

2）疗效评价：虽然在其他方面临床应用较广泛，但由于样本不均一、研究方法各异、评价指标多样等各种原因使得精神动力学治疗（不论短程还是长程）在抑郁障碍急性期治疗中的循证证据并不多。最早的 Meta 分析显示精神动力学治疗优于无任何治疗，但劣于认知行为治疗，但该研究将人际心理治疗归为精神动力学治疗而饱受诟病，结论不可信。近 10 年又有 Meta 分析比较精神动力学治疗和认知行为治疗/行为治疗，但结果并不一致，有的研究提示两者疗效相当，有的则显示精神动力学治疗不如认知行为治疗/行为治疗。但这些研究同样因为入组的临床试验过少，样本不均一而被质疑结论的可信程度。维持治疗方面，目前认为，该治疗可提高患者药物治疗的依从性，一定程度上可改善与抑郁、焦虑、自责等有关的内心冲突和人际关系问题。现在一般作为二线推荐。新近一篇综述认为精神动力学心理治疗对抑郁障碍的疗效肯定，但仍需要进一步的研究提供更多的依据支持这一观点。

（5）家庭与婚姻治疗

1）基本特征：家庭治疗（family therapy）是旨在矫正家庭系统内人际关系的一类治疗方法。其理论假设将症状行为与问题视作异常家庭关系的结果而非某一成员的特性，即心理障碍产生于家庭内部人际关系而非个体本身。婚姻治疗（marital therapy）是对婚姻关系出现问题的配偶进行心理治疗，旨在改善配偶间的婚姻状态。婚姻治疗所关注的是夫妻的关系，包括他们之间的情感、相处关系、沟通状况或所扮演的角色等。由于夫妻是家庭的一部分，因此婚姻治疗在某种意义上可以包括在广义的家庭治疗中。对于存在明显家庭或婚姻冲突的抑郁症患者，可考虑在药物治疗基础上合用家庭或婚姻治疗，可有利于降低复燃和复发的风险（1/B）

2）疗效评价：抑郁障碍患者存在婚姻与家庭问题并不少见，其存在会妨碍抑郁的康复，可以是抑郁的后果，也可能是诱因。因此，婚姻与家庭治疗可有助于改善抑郁症状，常用的技术包括行为干预、问题解决和婚姻策略指导等。家庭治疗既用到其他心理治疗常用的策略，同时又有其针对家庭系统的独特策略。一般提倡与药物治疗合用。总体而言，由于研究方法、研究数量等问题，可供使用的相关循证证据比较少。已有研究表明，家庭治疗和婚姻治疗可以减轻抑郁症状并减少复发，有一项包括8个婚姻治疗的meta分析研究显示其疗效与个体治疗相当，并且失访率明显低于药物治疗。但由于纳入研究少且研究方法问题，其研究结果的可信程度受到质疑。有研究提示接受家庭治疗的患者较不接受的患者更容易有症状的改善。目前认为，婚姻治疗的疗效很大程度上取决于抑郁症状是否与婚姻关系紧张有关。

（6）团体治疗

1）基本特征：团体心理治疗（group psychotherapy）简称团体治疗（group therapy），指治疗者同时对许多患者进行心理治疗。各种个体心理治疗的技术都可以应用在团体治疗中，这种方法不仅节省治疗所需的人力，同时还由于患者参与了团体互动，能产生一定的治疗效应（1/B）。

2）疗效评价：目前研究较多的是认知导向的团体治疗对于抑郁障碍的治疗作用。可寻找的循证证据不多，结果也不一致，现有较好的 meta 分析研究显示团体认知疗法在各种抑郁障碍急性发作中是有疗效的，对于抑郁障碍的复发也有预防作用。有研究观察到随访 1 年的认知行为治疗团体成员获益多于支持性治疗的团体成员，但也有研究观察到团体认知行为治疗既没有对药物有增效作用，也没有有效改善患者的恶劣心境。团体认知行为治疗对预防住院抑郁症患者出院后再次住院的疗效可能不佳，但团体家庭治疗对住院抑郁症患者症状的改善可能有效。团体人际心理治疗的研究更少，有小样本研究提示其具有一定预防复发的作用，对于产后抑郁也有一定疗效。还有研究显示合并认知技术或者人际关系技术的团体治疗要优于单一氟西汀治疗。

（7）其他：除上述主流的心理治疗外，随着社会技术的不断发展，一些新兴的治疗手段也逐渐出现，以下简单介绍几种治疗方法。

1）问题解决疗法：这是一简易手册指导的治疗方法，适用于轻度抑郁障碍、老年和内科疾病患者，一般由护士或社会工作者承担，疗程为 6～12 次。但在国内使用较少。相关研究较少，但操作成本低，易于普及。

2）网络心理治疗：随着互联网的普及，网络心理治疗也逐渐兴起。相关研究多针对抑郁症状，专门针对抑郁障碍的很少，有 meta 分析显示网络指导的认知行为治疗有助于缓解抑郁症状，但研究没有报告其有效率和缓解率。后来有人比较了由治疗师领导并有在线团体讨论的网络认知行为治疗和仅接受在线团体讨论的效果，前者的疗效更明显。还有一些设计不严格的研究显示网络指导的认知行为治疗有助于减轻抑郁症状和改善社会功能。

3）基于电话的心理治疗：基于电话的心理治疗包括电话疾

病管理和电话心理治疗2个部分。有很多慢性疾病管理的研究涵盖抑郁症状和抑郁障碍，研究结果显示电话管理在初步干预中有效，并且有即时性、匿名、价格低廉和容易获得的优点。有研究显示电话团体认知行为治疗与对照组相比抑郁症状并无明显改善，但治疗组的患者自我评估和满意度明显较高。但这些研究都因其样本量小及研究对象不均一而结论难以推广。

**3. 心理治疗的相关问题**　虽然心理治疗的方法各异，但各种心理治疗都是基于特定的心理学原理，都有着特定的治疗技术和方法。心理治疗的有效性与治疗师接受的培训及其治疗技术有关。患者的症状严重程度、病程、对心理治疗的信念和态度也会影响心理治疗的疗效。因此心理治疗过程中，治疗师与患者建立良好的治疗性联盟是至关重要的。需要强调的是，心理治疗不是简单的谈话治疗，必须由经过规范培训的治疗师按照治疗规范进行心理治疗。

心理治疗和药物治疗的联合使用可以贯序进行（如药物治疗8周后进行心理治疗），也可以同时进行。正是由于所用的方式差异巨大，各种研究之间难以比较，甚至连Meta分析也难以得出较为可靠的结果。多数合并治疗的研究是关于认知行为治疗和人际心理治疗的，近来有研究观察到心理治疗和药物治疗联合对抑郁障碍的疗效优于任一种单一治疗，特别是部分特殊病例研究显示有显著的疗效叠加作用，如慢性抑郁、严重复发性抑郁、住院患者等。联合治疗的优势在于药物有助于早期改善抑郁症状，心理治疗有助于提高患者服药的依从性，以及整体、全面地改善患者的功能状态。心理治疗在抑郁障碍维持治疗中的研究较少。一项Meta分析显示，与药物治疗相比，接受认知行为治疗的患者复发率更低。如果在认知行为治疗有效的基础上维持认知行为治疗，与药物治疗相比能更有效地预防复发。并且，当认知行为治疗停止后，仍能够发挥其保护作用，在接受认知行为治疗后12个月里，患者的复发率仅为31%，而药物治疗的患者复发率为 76%；但如果药物治疗者维持药物治疗的话，复发率则相近。目前认知行为治疗可作为维持治疗的一线推荐。关于其他心理治疗在抑郁障碍维持治疗中的研究比较少，人际心理治疗在特殊人群中有一定的预防复发的作用。2014 年一项荟萃分析也支持，无论是认知行为治疗还是人际心理治疗，都对抑郁发作有一定的预防作用。关于精神动力学治疗的长期疗效的研究则更少，有一项研究观察到，超过 1 年的精神动力学治疗总体而言有效，但该研究并不专门针对抑郁障碍。

## （三）物理治疗

抑郁障碍的治疗主要依赖于药物治疗和心理治疗，但大约 20% 患者在长期追访中显示疗效不佳。物理治疗因其自身的特点，在临床应用中越来越受到欢迎，是抑郁障碍综合治疗的手段之一。物理治疗包括改良电抽搐治疗（MECT）、经颅磁刺激，还有一些目前在国内开展较少的物理治疗，包括迷走神经刺激、深部脑刺激等，本指南只介绍在中国已获得适用证的改良电抽搐治疗。

近 10 年来，国际上许多指南推荐 MECT 为电抽搐治疗（ECT）的标准治疗。尽管目前大量文献提示电抽搐治疗能够有效缓解抑郁障碍的症状，但其作用机制仍不明确。

在抑郁障碍治疗中，对于伴有精神病性症状、紧张综合征、拒食、有自杀风险或者需要快速控制症状的患者，电抽搐治疗均可以作为治疗的首选方案（1/A）。对于那些对心理治疗和（或）药物治疗疗效欠佳的重度抑郁障碍患者，特别是那些伴有明显功能缺损而对多种药物治疗均效果不明显的患者而言，可以考虑采取电抽搐治疗（1/A）。对于合并多种躯体疾病并接受其他药物治疗的老年抑郁障碍患者，以及既往对电抽搐治疗有效，或者更愿意接受这种物理治疗的患者而言，MECT 治疗也是有效和安全的（1/B）。此外，据国外文献报道，对于妊娠期抑郁障碍患者而言，只有当其伴有明显精神病性症状、有严重自杀风险且其他治疗均无效的情况下，才考虑将 MECT 作为治疗的最后手段，而且必须经过严格临床适应证评估后才能实施，因为 MECT 会导致胎心率下降、子宫收缩、新生儿早产等诸多副作用（1/B），MECT 治疗后可能出现意识模糊、顺行性遗忘和逆行性遗忘等认知功能障碍。大部分患者治疗后 6 个月内认知功能基本恢复，但也有少数患者存在永久的记忆障碍，极少数患者存在广泛和持久的认知障碍，目前机制不明确。由于电抽搐治疗会导致颅内压升高，许多临床医师认为将颅内压增高（如颅内肿瘤、脑积水）视为电抽搐治疗的绝对禁忌证，因为其存在脑水肿、脑疝的风险。在治疗前予激素、利尿剂及降压药等药物治疗，可以降低风险。

多项 meta 研究已证实电抽搐治疗是一种有效的对症治疗方法，与其他抗抑郁药治疗相比，MECT 的疗效更显著，它能使病情迅速得到缓解，有效率可高达 70%～90%（1/B）。MECT 能够明显缓解抑郁症状，改善患者的主动记忆、生活质量以及执行功能。MECT 致死风险与单纯麻醉相当，每次行电抽搐治疗前，要做好体格检查，并进行麻醉风险评估。有文献显示，高强度电量（>500% 阈值）刺激非优势半球与中度电量（>150% 阈值）刺激双侧颞叶的 MECT 的疗效相当。目前，在进行 MECT 的过程中，更多的合并使用抗抑郁药。研究显示，合并使用抗抑郁药，没有增加不良反应，但能够降低复发风险。MECT 与锂盐的联合使用的安全性遭到质疑；在 MECT 过程中可继续使用抗精神病药物；对于抗惊厥药，在电抽搐治疗中最好停用，或者使用最低剂量；而苯二氮䓬类药物则会降低电抽搐治疗的疗效。一般而言，MECT 每周 2～3 次，急性期治疗从每日 1 次过渡到隔日 1 次，或起始就隔日 1 次，一般是 7～12 次，通常不超过 20 次。在症状完全缓解或者达到平台期之前，不要中断治疗，否则，不仅病情更容易复发，而且症状更严重。

## （四）其他治疗

对于抑郁障碍的治疗，除了以上治疗方法外，还有一些其他治疗方法，如光照治疗、运动疗法、针灸、阅读疗法以及 $\Omega_3$ 脂肪酸等。这些治疗方法作为抑郁障碍的辅助治疗已在临床上开始使用，但目前尚缺乏有力的研究证据，在中国未获得抑郁障碍治疗的适应证。本指南仅对这些治疗方法进行介绍，以作临床医师对未来治疗领域的关注。

1. **光照治疗**　虽然大多数研究存在研究样本量少、控制条件不足以及研究时间短（2~5 周）等问题，但研究均表明，光照治疗无论对于季节性抑郁还是非季节性抑郁障碍都是有效的，其治疗的效应量甚至与大多数抗抑郁药物相等。光照治疗的机制尚不清楚，但有研究显示与修正被扰乱的生物节律以及调整血清素和儿茶酚胺系统（modulation of serotonin and catecholamine systems）有关。

2. **运动治疗**　运动可以作为药物治疗轻中度抑郁障碍的一种辅助治疗方法，但不能作为单一的治疗方法。由于无法使用双盲法而使得研究难以建立控制条件，故关于运动治疗的研究多倾向于使用药物或安慰剂，非运动的，或者不同频率和强度的运动作为替代条件进行。有 2 项研究表明，每天运动，持续 7~10 d 就能显著改善抑郁症状。高频率与低频率运动对抑郁的效果没有显著的差异；此外，在儿童和青年抑郁的治疗中，运动治疗优于没有治疗，与心理干预的效果相当。荟萃分析则显示运动治疗与其他通常的治疗方法、不治疗或安慰剂相比没有任何优势。也有证据表明，运动治疗、药物治疗以及药物和运动联合治疗同样有效；甚至对于重度或难治性的抑郁患者而言，药物与运动联合治疗比单独使用药物治疗有效。运动治疗的有效性有待于进一步证实。

3. **针灸治疗**　针灸是我国中医学治疗疾病的重要手段，虽然针灸治疗并没有被国外抑郁障碍治疗指南所推荐，但近年来针灸已经开始用于抑郁障碍的临床治疗，并且其疗效也得到了一些临床研究的支持。大多数的研究中，针对抑郁障碍的针灸疗法是根据"针灸治疗的临床对照研究干预标准"而执行的。随机对照研究显示，电针治疗与推荐剂量的氟西汀治疗效果相当；针灸治疗可作为 SSRI 治疗早期的辅助治疗，加快 SSRI 药物治疗的起效时间，阻止抑郁的进一步恶化，并且对抗抑郁的效果具有长期持续的促进作用。2014 年的一项荟萃分析指出，针刺治疗轻中度抑郁障碍应以电针配合 SSRI 干预 6 周为最优干预方式，可显著提高临床控制率和临床总有效率。

4. **阅读治疗**　阅读治疗是指阅读心理治疗的自助材料，相对其他的治疗方法，阅读治疗有许多优势。一项随机对照研究显示，阅读疗法可以有效帮助中度抑郁患者减少心理痛苦程度，可以作为一种有效的辅助治疗方法。阅读疗法被鼓励使用并作为心理治疗或药物治疗的辅助治疗方法。

# 四、其他抑郁障碍的治疗

## （一）持续性抑郁障碍

在 DSM-5 诊断标准中，还有一类抑郁障碍叫持续性抑郁障碍（persistent depressive disorder），它包括心境恶劣和慢性抑郁。抑郁障碍中有 10%~15% 的患者为持续性抑郁障碍。

持续性抑郁障碍强调综合治疗。药物治疗方面，SSRI 类抗抑郁剂因为具有良好的疗效和耐受性，可优先建议使用（1/A）；此外，SNRI、NaSSA 类药物也可推荐使用（2/B）。心理治疗方面，研究显示认知行为治疗、人际心理治疗和心理动力学治疗有较好效果（1/A）。目前尚缺乏大样本、随机、双盲的研究证据表明 MECT、重复经颅磁刺激治疗（rTMS）等物理治疗有效。

## （二）共病其他精神障碍

共病通常会使抑郁障碍的治疗复杂化，临床疗效更差。目前对于共病问题有很多不同的认识和理解，较为公认的定义是：依据美国精神障碍诊断与统计手册第 5 版（DSM-5）同时符合抑郁障碍和其他精神障碍诊断标准者。

**1. 共病焦虑障碍** 据 WHO 流行病学调查，抑郁障碍与焦虑障碍的共病率达 30%～50%。应遵循综合治疗原则，注意早期快速起效以及临床症状的完全缓解。

（1）药物治疗

1）抗抑郁药：目前关于抑郁障碍共病焦虑障碍治疗的相关研究尚不多见。但由于焦虑症状在抑郁障碍患者中是一个常见的共患症状，大量临床证据证明抗抑郁剂对焦虑症状也有较好的疗效（1/A）。SSRI、SNRI 类药物可被优先用于治疗抑郁障碍共病焦虑（1/A）。安非他酮治疗抑郁焦虑障碍或伴有焦虑症状的效果与 SSRI 相当（1/A）。另外，还可考虑选用有镇静作用的抗抑郁药，如 NaSSA 中的米氮平、SARI 中的曲唑酮以及 TCA 中的阿米替林等。需要特别提出的是，抗抑郁药物在初始阶段有可能加重患者的焦虑症状，故在临床使用时，初始剂量要小，然后缓慢加量。

2）抗焦虑药：抗抑郁剂在治疗初期可加重焦虑症状且起效时间延长，因此在临床中可合并使用苯二氮䓬类药物，如氯硝西泮、阿普唑仑等，但不建议长期使用。其他抗焦虑药如丁螺环酮、坦度螺酮能有效治疗焦虑症状（1/A）。

（2）其他治疗：联合使用心理治疗对于抑郁障碍共病焦虑障碍较为有效。其中认知行为治疗和人际心理治疗常作为治疗首选（1/A）。目前尚无充足证据说明何种物理治疗对抑郁障碍共病焦虑障碍有效。有研究显示 MECT 治疗对抑郁共病创伤后应激障碍有一定效果。

**2. 共病物质使用障碍** STAR*D 研究显示，抑郁障碍共病物质使用障碍的终生患病率达 30%~42.8%，其中共病酒依赖和酒滥用最为多见。治疗上注意药物间相互作用以及成瘾物质的滥用。

药物治疗方面，尽可能选择无滥用潜能、安全、可耐受、对精神疾病和物质滥用均有效的药物。加拿大指南推荐艾司西酞普兰、氟西汀、米氮平可治疗抑郁伴酒精使用障碍（2/B）。此外，心理社会干预对于抑郁障碍共病物质使用障碍患者也能起到积极的效果，其中常使用认知行为治疗和动机强化治疗（2/B）。

**3. 共病痴呆抑郁障碍** 10%~15%的患者共病痴呆。在治疗上，应遵循综合治疗原则，注意避免患者认知功能的进一步损伤。

药物治疗方面，Meta 分析显示 SSRI 药物对抑郁障碍共病痴呆有较弱的治疗效果（1/B）。美国抑郁障碍防治指南推荐可使用抗胆碱能副作用较小的抗抑郁剂进行治疗，如舍曲林、安非他酮、曲唑酮等。心理治疗方面，研究报道认知行为治疗、人际心理治疗以及心理支持如验证、怀旧、家庭健康教育对于患者的治疗是有用的（1/B）。物理治疗方面，研究显示 MECT 在抑郁障碍共病痴呆的治疗中是有效的，但有时会伴有认知功能的短暂恶化，所以使用时应谨慎。

**4. 共病人格障碍** 研究显示 20%~50%住院和 50%~85%门诊抑郁障碍患者有相应的人格障碍，最常见的是边缘型和回避型人格障碍。在治疗上应在综合评估的基础上强调药物治疗和心理治疗的联合应用，同时防止患者的自伤、自杀。

药物治疗方面，目前研究认为优先推荐使用心境稳定剂和非典型抗精神病药（1/A），包括拉莫三嗪、丙戊酸盐、阿立哌唑、奥氮平，它们对情绪不稳、冲动控制缺乏、感知障碍、易激惹等症状治疗有效。而抗抑郁药物作用较弱。心理治疗方面，由于人格障碍患者常存在较多的性格、行为问题，因此早期联合心理治疗可进一步提高疗效。常用的方法有认知行为治疗、精神分析、辩证行为以及心理动力学治疗（1/A）。物理治疗方面，少量研究显示 ECT 治疗对于抑郁共病人格障碍患者有效。

**5. 共病进食障碍**　15%～20% 的抑郁障碍患者共病进食障碍。在治疗上应在保证患者营养状况的基础上，以心理治疗为主，联合抗抑郁剂治疗。首先，应纠正患者营养不良及水电解质平衡，保证体重趋于正常。其次，应早期给予心理治疗；较多证据支持认知行为治疗以及其他疗法（如人际心理治疗、集体治疗、家庭治疗）对治疗此种障碍有效（1/A）。第三，还可联合抗抑郁剂治疗，其中首选 SSRI 药物，包括氟西汀、舍曲林、西酞普兰、艾司西酞普兰（1/A）；此外，抗癫痫药如托吡脂（1/B）、唑尼沙胺（1/B）、拉莫三嗪（2/C）也可被推荐治疗共病进食障碍。

## （三）　共病躯体疾病的抑郁

许多躯体疾病常共病抑郁障碍。调查显示，内科住院患者中有 22%～33% 患有抑郁障碍及相关心理障碍。关于躯体疾病共病抑郁障碍的治疗，应在全面评估患者的躯体疾病状况、抑郁症状以及相关影响因素的基础上，选择安全性高、药物相互作用少的抗抑郁药物，并根据患者的个性特征联合心理治疗、物理治疗等辅助治疗方法。

**1. 神经系统疾病**

（1）脑卒中：脑卒中后抑郁是脑血管疾病常见并发症，其发生率为 6%～79%。

在药物治疗方面，A 级推荐使用西酞普兰、舍曲林、艾司西酞普兰。多项关于 SSRI 类药物的 RCT 研究证实，上述药物对于心脑血管疾病和老年人均具有良好的疗效和安全性（1/A）。SNRI 类药物由于其较好的改善情绪和认知功能，也可用于治疗脑卒中后抑郁（2/B）。需要指出的是，帕罗西汀、氟西汀以及抗精神病药由于会增加心血管或卒中风险，应慎用（1/D）。心理治疗方面，研究表明，认知行为治疗、问题解决疗法对脑卒中后抑郁有益（3/C）。

（2）帕金森病：帕金森病患者中有 40%～50% 共病抑郁障碍。一些抗帕金森病药物（包括金刚烷胺、溴隐亭、卡比多巴、左旋多巴等）可加重抑郁症状。

药物治疗方面，目前尚没有任何证据表明有特定的抗抑郁剂对帕金森伴抑郁障碍有较好的疗效和安全性。其中，NRI、SNRI 类抗抑郁剂可作为 B 级推荐（2/B）；SSRI 类抗抑郁药疗效不充分，且由于其 5-羟色胺激活可能使帕金森疾病恶化，仅作为 C 级推荐（2/C）；不建议在卡比多巴或左旋多巴治疗期间，使用 MAOI 类抗抑郁药。心理治疗方面，研究显示认知行为治疗治疗可有效改善帕金森患者的抑郁症状（1/A）。

（3）癫痫：癫痫患者中有 6%～50% 共病抑郁障碍。癫痫发作前、发作中、发作后及发作间歇期均可出现抑郁障碍。癫痫患者的抑郁障碍发生率高于普通人群 6 倍，自杀的发生率为一般人群的 10 倍。

药物治疗方面，目前尚缺乏抗抑郁剂的 A 级推荐证据。其中，米安舍林以及 SSRI 类抗抑郁剂西酞普兰、艾司西酞普兰、舍曲林可建议使用（2/B）。如果 SSRI 类药物疗效欠佳，可选用 SNRI 类药物（4/C），不建议使用安非他酮。此外，抗癫痫药拉莫三嗪、普瑞巴林也可使用治疗癫痫共病抑郁（3/B）。心理治疗方面，少量研究显示认知行为治疗、放松疗法可以改善患者病情严重程度（3/C）。

### 2. 心血管系统疾病

（1）高血压：20%～30% 的高血压患者可共病抑郁障碍。

药物治疗方面，目前认为 SSRI、SNRI 类抗抑郁剂可改善高血压共病抑郁患者的抑郁症状（3/B）。其中，文拉法辛因其可引起剂量依赖性血压增高，在剂量>300 mg/d 时尤为明显，使用时应监测血压。需要注意的是，TCA 和 MAOI 可引起直立性低血压，应慎用。心理治疗方面，目前认为高血压患者存在抑郁等心理问题，但尚无足够证据证明心理治疗可改善高血压患者的抑郁情绪。

（2）冠心病：冠心病患者中至少有 20% 的患者共病抑郁障碍。

药物治疗方面，SSRI 类抗抑郁剂在冠心病共病抑郁障碍治疗中具有较好的疗效和安全性，常被作为 A 级推荐（1/A）。主要包括舍曲林、西酞普兰、艾司西酞普兰。此外，SNRI 类和米氮平也具有较好的治疗效果（2/B）。心理治疗方面，研究显示认知行为治疗、人际心理治疗和问题解决疗法对冠心病伴抑郁情绪有明显改善作用（1/A）。

**3. 内分泌系统疾病**

（1）糖尿病：糖尿病患者中共病抑郁障碍的比例约为 20%，其病死率增加 1.5 倍。在非胰岛素依赖型糖尿病（NIDDM）中，抑郁障碍可能先于糖尿病症状，从而增加了非胰岛素依赖型糖尿病发病的危险性。相反，在胰岛素依赖型糖尿病（IDDM）中，抑郁障碍倾向于出现在糖尿病发病后，血糖增高的程度同抑郁障碍的严重程度相关。

药物治疗方面，研究显示，SSRI 类药物能有效改善抑郁症状并使糖尿病控制得更好（3/B）。心理治疗方面，研究显示认知行为治疗、健康教育等疗法有一定疗效（2/B）。

（2）甲状腺功能障碍：甲状腺功能障碍也易共病抑郁障碍，主要包括甲状腺功能减退和甲状腺功能亢进。

1）甲状腺功能减退：76% 的甲状腺功能减退患者可伴随抑郁症状。药物治疗方面，有证据表明氟西汀和舍曲林均不增加甲状腺功能减退的风险，可用于治疗甲状腺功能减退共病抑郁障碍（2/B）。此外，合用左甲状腺素钠也可以加快抑郁症状的缓解，提高临床治愈率（1/B）。心理治疗及物理治疗方面尚缺乏可信的证据。

2）甲状腺功能亢进：甲状腺功能亢进伴发抑郁障碍首选抗甲状腺素治疗，它可使躯体症状明显改善，也可改善与之相关的抑郁障碍。对抗抑郁剂的选择尚缺乏临床证据。

**4. 肿瘤**   肿瘤中有20%~40%的患者共病抑郁障碍。

药物治疗方面，目前认为在肿瘤患者中使用抗抑郁剂可有效改善患者的抑郁症状（1/A）。可建议使用的药物有艾司西酞普兰（2/B）、西酞普兰（2/B）、米安色林（2/B）、舍曲林（3/C）、米氮平（3/C）、安非他酮（3/C）。帕罗西汀、氟西汀由于药物间相互作用应慎用。心理治疗方面，较多的研究显示健康教育、认知行为治疗、问题解决以及支持性心理治疗对缓解肿瘤患者的抑郁症状有效（1/A）。

**5. 疼痛综合征**   疼痛综合征和抑郁障碍共病也较常见。调查显示，1/2~2/3的抑郁障碍患者存在不同程度的疼痛，如果是长期的慢性疼痛或者涉及多种疼痛，则抑郁障碍的患病率可能会增加。对每一个抑郁障碍患者需要评估其是否存在某种疼痛，以及疼痛的部位、性质、严重程度。

药物治疗方面，Meta分析显示，SNRI类抗抑郁剂对精神性以及躯体性疼痛有较好的疗效。其中，度洛西汀有更好的疗效和耐受性，被作为A级推荐使用（1/A）；而SSRI和TCA类抗抑郁剂由于其疗效不足或耐受性问题，常被作为B级推荐（2/B）。心理治疗方面，认知行为治疗、人际心理治疗以及情绪控制疗法可在一定程度上减少疼痛（2/B）。物理治疗方面，研究证据显示rTMS、迷走神经刺激（VNS）对疼痛共病抑郁障碍治疗有效。

**6. 人免疫缺陷病毒（HIV）**   大约50%的HIV感染者共病

抑郁障碍和其他精神疾病。

药物治疗方面，可使用 SSRI 类抗抑郁剂（2/B）。TCA 类抗抑郁剂尽管也有较好的疗效，但由于其较多的不良反应，可在 SSRI 类抗抑郁剂治疗无效后使用（2/C）。心理治疗方面，由于 HIV 共病抑郁障碍的患者负性认知较多，人际关系差，社会支持少，认知行为治疗、人际心理治疗、健康教育以及支持性心理治疗等方法均可有效改善 HIV 患者的抑郁症状，常作为 B 级推荐（2/B）。

# 五、疗效不佳患者的治疗

## （一）判定及评估

抑郁障碍初始治疗的目标，是要获得症状的完全缓解和社会功能、生活质量的完全恢复。完全缓解即临床痊愈，其标准一般定义为临床症状消失，汉密尔顿抑郁量表（HAMD）评分≤7 分。但许多研究显示，达到临床痊愈的患者仍存在残留症状，即他们并没有完全康复。而这些残留症状是复发的危险因素，导致抑郁发作的病程大大延长，并预示着显著的心理社会功能损害。有证据表明，相对于既往抑郁发作次数而言，残留症状是抑郁障碍复发的更强的预测因子。因此，在治疗过程中，必须规律、系统地监测疗效，判断治疗是否充分。

大多数临床试验将临床"治疗有效"定义为抑郁评定量表减分 50%以上，"临床治愈"则定义为抑郁评定量表得分在正常值范围内。一般认为，抗抑郁药物治疗起效的时间一般在治疗后的 2~4 周。从药物角度确定治疗是否充分，通常会在治疗剂量下观察 4~6 周。但 STAR*D 有效性研究显示，抑郁障碍患者经西酞普兰治疗 12 周才彻底地显示出抗抑郁临床效果，56%的患者在 8 周后达到临床治疗有效，其中 40%的患者达到临床治愈。这意味着对于症状得到一定改善的患者（抑郁评定量表减分超过20%），在经过4~6周的治疗后，需要继续2~4周的抗抑郁治疗，方能决定是否需要改变原治疗方案。因此，一般来说，需要4~8周的治疗后才能评估患者对某种干预是部分有反应还是完全无反应。

如果经过4~8周的治疗，患者症状没有达到中等程度的改善，需注意针对以下内容重新进行评估：①患者的诊断、药物不良反应、并发症情况、社会心理因素以及治疗方案；②评估治疗联盟的质量和治疗的依从性；③对接受心理治疗的患者，需重新评估额外的因素，如会谈的频率以及该种特定的疗法是否充分满足了患者的需求；④对接受药物治疗的患者，应评估药动学和药效学因素，以调整药物治疗剂量。

## （二）难治性抑郁

在抑郁障碍患者中，有20%~30%经抗抑郁药物治疗无效或效果不佳，属于难治性抑郁（treatment-resistant depression，TRD）。目前难治性抑郁被定义为：在经过2种或多种抗抑郁剂足量足疗程的治疗后，汉密尔顿抑郁量表（HAMD）减分率<20%的抑郁者。在诊断难治性抑郁时应注意以下几个问题：①诊断是否准确；②患者是否伴有精神病性症状；③有无考虑抑郁障碍的诊断亚型；④患者依从性如何；⑤患者是否得到适当治疗（包括剂量及疗程）；⑥药物使用方式是否合适；⑦不良反应是否影响达到有效治疗剂量；⑧是否存在影响疗效的躯体疾病及精神病性障碍；⑨是否存在其他干扰治疗的因素；⑩治疗结果是如何评价的。只有全面考虑以上这些问题后，才能对难治性抑郁做出正确的诊断。

## （三）处理

**1. 强化初始治疗**　对于使用抗抑郁药治疗的患者，当药物治疗剂量还没有达到上限时，提高药物剂量是合理的选择（2/B）；对治疗表现出部分反应的患者，尤其是对具有人格障碍和显著的心理社会应激源特征的患者，可以考虑延长抗抑郁药治疗的时间（如 4~8 周）（2/B）。对于接受心理治疗的患者，如治疗无效或无法承受治疗，同样需要监测并调整治疗方案。心理治疗会谈的频率、心理治疗的类型、心理治疗的质量、是否需要药物治疗等因素均需考虑。

**2. 换用其他治疗**　对初始选用的抗抑郁药没有反应或仅有部分反应的患者，通常的策略是换用另外一种非 MAOI 类抗抑郁药。换用的药物可以是作用机制相同的药物（如一种 SSRI 换为另一种 SSRI），也可以是换用作用机制不同的抗抑郁药（如SSRI 换为 SNRI）（1/B）。目前，开放式研究显示，对于疗效不充分或无法耐受药物的患者，换用另一种抗抑郁剂可以提高其有效率和缓解率。但一些随机对照研究和荟萃分析也观察到，在同一类（如一种 SSRI 换为另一种 SSRI）和不同类药物（如SSRI 换为非 SSRI）之间替换，治疗的有效率和缓解率都没有差异（1/B）。总的来说，目前尚没有可靠的证据证明，对 SSRI 治疗无效者，换用不同类型药物比换用同类型药物效果更好。换用另一种抗抑郁剂出现的疗效改善，可能单纯是一些抗抑郁剂疗效更强的结果。

此外，对于药物治疗效果不充分的患者，可以考虑采用针对抑郁的心理治疗（2/B）。其他的策略还包括：在充分的清洗期后可以选择使用非选择性 MAOI（1/B）；可以使用安全性、可耐受性较好的经颅磁刺激治疗，其对大多数患者都显示了轻~中等程度的有效性。

**3. 联合治疗**　抗抑郁药的治疗效果可以被另一种非 MAOI 类抗抑郁药或增效剂所加强。对使用一种抗抑郁药治疗效果不佳的患者，可选择如下的强化策略：①联合一种非 MAOI 类的、作用机制不同的抗抑郁药；②加用锂盐、甲状腺素、第二代抗精神病药；③加用抗惊厥药、ω-3脂肪酸、叶酸、精神兴奋剂（如莫达非尼）；④如果患者存在明显的焦虑或失眠症状，可加用抗焦虑药或镇静催眠药，包括丁螺环酮、苯二氮䓬类药或选择性γ-氨基丁酸（GABA）激动剂类安眠药（如唑吡坦和佐匹克隆）。

对SSRI治疗无效者，联合安非他酮治疗是一种普遍的联合策略，且已被许多开放式研究和非随机队列研究所证明，但目前这方面还没有随机对照研究的证据（1/B）。但是，在STAR*D有效性研究中，对西酞普兰无效者合并安非他酮治疗能够改善疗效，而且比加用丁螺环酮有更好的耐受性（2/B）。另一种常用的策略是米氮平联合SSRI或文拉法辛治疗。一般来说，对于抗抑郁效果不完全的患者，可在晚上加用米氮平15~30 mg，并在治疗有效性和药物耐受性的基础上逐步加至45 mg（2/B）。

锂盐是目前增效剂中研究最充分的药物，同时还可以降低自杀的长期风险（1/A）。最近一项包含了10项随机对照研究的荟萃分析显示，无论是TCA还是SSRI，加用锂盐的治疗效果显著优于安慰剂。从开始加用锂盐治疗至充分显效的时间间隔为数天至4周不等。如果治疗有效且能够耐受，锂盐需在急性期内持续使用，甚至为了预防复发而在急性期后继续使用。但如果治疗3~4周后仍没有反应，就需要考虑调整治疗方案。

甲状腺素可以增加抗抑郁药物治疗的效果（2/B）。STAR*D中的一项随机对照研究比较了锂盐和T3用于在2个治疗步骤后仍未缓解的患者的疗效，结果显示两种治疗方案效果相当，缓解率分别为15.9%和24.7%，没有统计学差异（2/B）。甲状腺素治疗的起始剂量通常是25 μg/d，如果疗效不充分，1周后可增加到50 μg/d。如果较高剂量治疗2周仍无效，就应该考虑调整方案。甲状腺素通常耐受性良好，但高剂量长期治疗的研究证据尚不充分。

对于2种或多种抗抑郁药治疗无效的患者，加用第二代抗精神病药能显著提高治疗的有效率和缓解率（1/A）。一项荟萃分析（包括 10 项随机对照研究，$n = 1500$）得出结论，第二代抗精神病药（奥氮平、喹硫平和利培酮）作为抗抑郁剂的增效剂，在治疗的有效率和缓解率方面都显著优于安慰剂（1/A）。抗精神病药作为增效剂治疗抑郁障碍的剂量通常低于治疗精神病的剂量。例如，阿立哌唑作为增效剂，推荐起始剂量为 $2.5 \sim 5$ mg/d，最高剂量不超过 30 mg/d；喹硫平作为增效剂的推荐剂量为 $25 \sim 400$ mg/d；利培酮的日最高剂量一般不超过 3 mg。作为增效剂，第二代抗精神病药的不良反应，尤其是体重增加、潜在的代谢综合征和少见的锥体外系副反应等，在风险效益评估时一定要充分考虑，特别是在长期治疗时。

对于存在严重焦虑和持续失眠的患者，在服用 SSRI 和 SNRI 后症状未能充分缓解时，合并使用抗焦虑药和镇静催眠药非常普遍（3/B）。这些药物包括苯二氮䓬类药物（如氯硝西泮）和选择性 GABA 激动剂（如唑吡坦、佐匹克隆）。丁螺环酮也被用于治疗焦虑的患者，许多开放式研究显示其有效，但安慰剂对照研究结果却为阴性。STAR*D 有效性研究也显示，丁螺环酮作为激动剂合并西酞普兰疗效不及安非他酮联合西酞普兰治疗。总之，尽管加用这些药物能够快速缓解患者的焦虑和睡眠症状，但没有证据说明它们对抑郁障碍的核心症状有持续的改善作用。

中枢神经兴奋剂（如哌甲酯）和抗惊厥药（如卡马西平、丙戊酸、拉莫三嗪）临床上也可用于难治性抑郁，但目前都缺乏有力的研究证据。

**4. 联合心理治疗**　当患者存在人格、认知、行为等问题，或有较为明显的不良事件时，可在药物治疗基础上联合心理治疗。常用的心理治疗方法有支持性心理治疗、认知行为治疗、人际关系治疗等。一些荟萃分析显示，心理治疗和药物治疗联合对抑郁障碍的疗效优于任一种单一治疗（1/A）。

**5. 联合物理治疗**　对于药物治疗效果不佳的患者，电抽搐治疗（ECT）是最有效的治疗形式（1/A）。对于那些对药物疗效欠佳、不能耐受或存在严重自杀危险的患者尤其适用。对于至少经过 4 种充分的抗抑郁药治疗（包括 ECT）均无效的患者，迷走神经刺激（VNS）可能是一个选择。

# 第 $4$ 章　特定人群的抑郁障碍

张克让

抑郁的发生风险与性别、年龄也有一定关系，如儿童、老年、女性。这部分人群除具有抑郁障碍的一般临床特征外，还具有其特征性症状及病理生理改变。因此，在临床治疗中应给予更多的关注。在确定治疗方案时应多方面综合考虑，真正做到个性化最优治疗。

## 一、儿童青少年

儿童青少年抑郁障碍的治疗，应坚持抗抑郁剂与心理治疗并重的原则。

心理治疗适合不同严重程度的儿童青少年抑郁障碍患者，有助于改变认知，完善人格，增强应对困难和挫折的能力，最终改善抑郁症状，降低自杀率，减少功能损害。规范、系统的认知行为治疗和人际心理治疗对于儿童青少年抑郁障碍有效，支持性心理治疗、家庭治疗也有一定疗效（1/A）。轻度患者如果 6~12 周心理治疗后抑郁症状无明显改善，通常提示需合并抗抑郁药物（1/A）。

目前还没有一种抗抑郁剂对儿童和青少年绝对安全。SSRI 类药物可用于儿童青少年抑郁障碍。目前，舍曲林在国内外均有治疗儿童青少年抑郁障碍的适应证，适用 6 岁以上儿童，其疗效和安全性证据较为确切（1/A）。此外，氟西汀和西酞普兰也是国外儿童青少年抑郁障碍的一线用药，其疗效和安全性得到了证实（1/A）。其他类抗抑郁药物，如文拉法辛、米氮平、三环类抗抑郁药等，因缺乏对于儿童青少年抑郁障碍疗效与安全性的充分证据，应慎用。如果单独用药效果不明显，可合用增效剂，但在青少年抑郁患者中尚缺乏充分的临床证据。

用药应从小剂量开始，缓慢加至有效剂量。由于儿童青少年个体差异很大，用药必须因人而异，尽可能减少、避免不良反应的发生。抗抑郁剂与18岁以下儿童青少年的自杀相关行为（自杀企图和自杀观念）和敌意（攻击性、对抗行为、易怒）可能有关，使用时应密切监测患者的自杀及冲动征兆。

对于病情危重，可能危及生命（如自杀倾向或木僵、拒食等），采用其他治疗无效的青少年患者（12岁以上），可采用MECT治疗。

# 二、老年

老年抑郁障碍治疗除遵循抑郁障碍的一般治疗原则外，要特别注意老年人的病理生理改变以及社会地位改变的影响，定期监测患者躯体功能状况。

治疗老年抑郁首选SSRI类药物，如舍曲林、西酞普兰、艾司西酞普兰等。除了抗抑郁疗效肯定，不良反应少，其最大的优点在于其抗胆碱能及心血管系统不良反应轻微，老年患者易耐受，可长期维持治疗（1/A）。SNRI类药物亦可用于老年抑郁障碍治疗。其代表药物为度洛西汀、文拉法辛。其不足之处在于高剂量时可引起血压升高，在使用时需逐渐增加剂量，并注意监测血压的改变（1/B）。NaSSA类药物米氮平能显著改善睡眠质量，适用于伴失眠、焦虑症状的老年抑郁障碍患者（3/B）。阿戈美拉丁通过调节生物节律也可改善老年患者的抑郁情绪。

应慎用三环类抗抑郁剂，此类药物有明显的抗胆碱能作用及对心脏的毒性作用，易产生严重的不良反应。

目前对于老年人联合用药的相关证据尚不充分。可结合个体情况慎重选用，对难治性的老年抑郁障碍患者可优先考虑。可小剂量联合应用非典型抗精神病药物，如利培酮、喹硫平、阿立哌唑治疗，但应同时监测肝、肾功能以及血糖、血脂等指标，同时注意药物间的相互作用。

老年患者的起始剂量一般低于相对年轻的成人患者，但滴定至有效剂量或有必要。需注意药物蓄积作用，老年人对药物的吸收、代谢、排泄等能力较低，因此血药浓度往往较高，易引起较为严重的不良反应。

心理治疗能改善老年抑郁障碍患者的无助感、无力感、自尊心低下以及负性认知，常用的方法包括认知行为治疗、人际心理治疗、心理动力以及问题解决等方法（1/A）。

MECT 适用于老年抑郁障碍中自杀倾向明显者、严重激越者、拒食者以及用抗抑郁药无效者，同时无严重的心、脑血管疾患；也可适用于老年抑郁的维持治疗（1/B）。

# 三、女性

女性抑郁障碍的发生率约为男性的 2 倍。由于神经内分泌以及其他因素的影响，其发病较多开始于青春期，持续到生育期，之后缓慢下降，到围绝经期再次呈上升趋势。

## （一）经前期心境不良障碍

在 DSM-5 诊断体系中，经前期心境不良障碍被纳入"抑郁障碍"章节。该障碍是指女性在月经来潮前 1 周及月经期间，存在较为明显的烦躁、易激惹等症状，且这些症状在月经来潮后几天逐渐减轻，在月经结束后 1 周内几乎消失。50%～80%的行经女性存在轻度的经前期情绪不佳，20%报告有严重的经前期情绪问题需要治疗，3%～8%满足经前期烦躁障碍的诊断标准。

轻度经前期烦躁障碍的治疗以非药物干预为主，如对疾病相关知识的教育、生活方式的改变，以及支持性心理治疗、认知行为治疗治疗等（4/C）。非药物干预无效的患者和中重度患者可以采用药物治疗，如给予 SSRI 类药物，能同时改善患者的症状及生活质量（1/A）。

### （二）孕产期抑郁障碍

孕产期抑郁障碍是指女性在妊娠期或产后 4 周内出现抑郁情绪，严重患者可出现精神病性症状。根据其发生的时间不同可分为妊娠期抑郁障碍和产后抑郁障碍。

**1. 妊娠期抑郁障碍**　妊娠期抑郁障碍多在孕期的前 3 个月与后 3 个月发生，前 3 个月可表现为早孕反应加重，并有厌食、睡眠习惯改变等；后 3 个月可表现为持续加重的乏力、睡眠障碍及食欲下降、对胎儿健康及分娩过程过分担忧等。妊娠期高达 70%女性出现抑郁症状，10%～16%满足重性抑郁障碍的诊断标准。

处理妊娠期抑郁时，权衡治疗和不治疗对母亲和胎儿的风险很重要，应向患者及家属讲清楚抗抑郁治疗与不治疗的风险与获益。治疗应根据抑郁的严重程度、复发的风险、尊重孕妇和家属的意愿来进行调整。目前抗抑郁药在孕期使用的风险与安全性尚无最后定论。通常来讲，症状较轻的患者给予健康教育、支持性心理治疗即可，如既往有过轻～中度发作，可给予认知行为治疗和人际心理治疗（1/A）。重度或有严重自杀倾向的患者可以考虑抗抑郁剂治疗，当前孕妇使用最多的抗抑郁剂是 SSRI 类，应尽可能单一药物并考虑患者既往治疗情况。

关于妊娠期使用抗抑郁剂后产生的不良事件主要涉及胎儿

发育、新生儿发育和长期发育 3 个问题。除帕罗西汀外，孕期使用 SSRI 类抗抑郁剂并未增加患儿心脏疾病和死亡风险；但可能增加早产和低体重风险。SNRI 类药物和米氮平可能与发生自然流产有关。此外，队列研究显示，孕晚期使用抗抑郁剂可能与产后出血有关。

对于药物治疗无效或不适合的重度、伴精神病性及高自杀风险的患者可选用 MECT 治疗。

美国 FDA 妊娠期抗抑郁药使用分类等级见表 4-1。

**2. 产后抑郁障碍**　产后抑郁障碍是分娩后最常见的精神障碍，通常在产后 4 周内抑郁发作起病，其症状、病程和结局与其他抑郁障碍相似。产后抑郁障碍的母亲往往不能有效地照顾婴儿，患者会由此感到自责、自罪，严重患者可能有伤害自己或婴儿的危险。

产后抑郁障碍的治疗原则仍遵循抑郁障碍治疗的一般原则。但必须考虑到患者产后的代谢改变、乳汁对胎儿影响、治疗对患者自我认知以及能力改变等一系列因素。轻度患者可采用人际心理治疗、认知行为治疗以及系统家庭治疗（1/A）。如症状持续加重，应考虑采用药物治疗或心理治疗合并药物治疗，其中 SSRI 类抗抑郁剂常作为治疗首选（1/A）。除氟西汀外，抗抑

表 4-1　妊娠期抗抑郁药使用分类等级（FDA）

| 分类 | 说明 | 药物名称 |
| --- | --- | --- |
| A | 随机对照研究显示无风险 | 无 |
| B | 在人群中尚无风险性证据 | 安非他酮、马普替林 |
| C | 风险性尚未排除 | 西酞普兰、艾司西酞普兰、舍曲林、氟西汀、氟伏沙明、度洛西汀、去甲文拉法辛、米氮平、曲唑酮、阿米替林、多塞平、氯米帕明、地昔帕明 |
| D | 有风险性证据 | 帕罗西汀、丙米嗪、去甲替林 |

郁剂在乳汁中的浓度较低。此外，还有研究显示哺乳可以减少产后抑郁发生风险，对母亲和孩子都有积极作用。

### （三）围绝经期抑郁障碍

围绝经期抑郁障碍是指女性在围绝经期（通常指 50 岁左右）发病的抑郁障碍，曾有抑郁病史或有严重经前期烦躁障碍病史者发病率明显增高。

在遵循抑郁障碍治疗原则的同时，强调围绝经期相关知识的教育以及心理治疗。对于轻度患者可给予人际心理治疗、认知行为治疗等心理治疗（3/C）。中、重度患者可考虑合并药物治疗，可选用 SSRI 和 SNRI 类药物（2/B）。此外，应用雌激素替代治疗也可有效缓解围绝经期抑郁障碍的抑郁症状，但需要遵循时间和个体化治疗原则，与抗抑郁剂合用可能有更好的治疗效果（1/B）。治疗时应严格掌握雌激素使用的适应证，注意雌激素对乳房及子宫内膜的不良影响。最后，对于伴有明显易激惹症状的患者也可选用镇静作用较强的抗抑郁剂，如米氮平、曲唑酮等。

# 第 5 章 抑郁障碍的管理

刘哲宁　马　辛

对抑郁症患者的精神科管理包括一系列的干预措施和管理办法，主要的内容包括建立和维持友好的治疗联盟，对患者和家属进行与抑郁症相关的健康教育，商议选择相对恰当的治疗和干预措施，提高患者对治疗的依从性。另外，精神科医生还必须明确患者是否需要住院治疗，既要保证患者的安全，符合尊重、知情和无害的原则，也能最大利益地有助于患者的治疗。具体内容如下。

## 一、建立和维持良好的医患关系

医患关系指的是医生和患者通过医患沟通技术，建立友好的一种治疗所需的关系，共同致力于患者健康的联盟。建立和发展良好的医患治疗联盟，是开展抑郁症治疗的前提条件，抑郁症的诊断和治疗均要有良好的医患关系作为基础。治疗联盟本身就是基本的治疗措施之一，也是精神科治疗的核心。良好的医患关系能够提高患者的治疗效果，增加医生对自己工作的满意程度。

建立和维护医患关系，首先要求精神科医生要充分理解和了解抑郁症患者。抑郁症患者常常以消极悲观的眼光看待外界与自我，他们可能会觉得自己不值得帮助、内疚自责、躲避或疏远他人，可能觉得治疗已为时过晚。此外，对医患关系的维护还包括正确处理好移情和反移情。患者可能对以前的治疗经验或精神科治疗存在片面或者消极的理解，都可能影响医患关系的建立和维护。在恰当的时候要与患者或家属讨论这些问题，结合治疗的目标和原则来帮助教育患者，营造一种理解和信任的积极的治疗环境，争取使患者能舒畅地表达他们的疑虑和担心，并且消除这种担心。不同文化和宗教信仰的患者可能对抑郁症的认识、精神科治疗的接受程度、治疗方式等都会有所不同，因此，在治疗过程中，这些因素都需要再加以考虑。有些患者可能在治疗的选择上有自己的强烈的偏好，精神科医生应该想办法去认识和理解患者的愿望，与患者共同协商并制定最有利于患者的治疗方案。建立以患者为中心的理念和友好的医患关系，将会提高患者对治疗的依从性。对于他们所表现的心理冲突或精神症状应考虑辅助心理治疗。如果可能或在合适的情况下，让家属与患者一起制订治疗计划，可能会提高治疗的依从性和建立良好的医患关系。正因为如此，精神科医生应认真掌握好医患沟通的技巧，努力建立良好的医患关系。

## 二、基于生物-心理-社会医学模式的精神科评估

精神科的评估应该始终牢记从生物-心理-社会三方面全面进行，这样才可以确认是否可以诊断为抑郁症，还可以判断是否患有其他精神疾病或躯体疾病。更为重要的是，这种良好的工作模式可以了解到患者抑郁症产生的可能因素，从而制订个体化的治疗方案。评估内容具体包括现病史和现有的症状，如自主神经症状、全面的体格检查、精神状况检查等。精神病史采集过程中要重点关注患者患病的生物、心理、社会因素，包括现在和过去的治疗情况，是否曾住院治疗或有过自杀企图，

以及可能伴发的其他精神疾病。可以使用标准化的医生和患者自评的量表，辅助进行抑郁症具体症状严重程度和影响因素的评估。

很多抑郁症患者可能会试图采用非处方药物，如咖啡、烟草、酒精或其他精神活性物质来缓解症状，这些可能诱发或加重抑郁症状。因为很多患者和家属并不愿意主动地介绍患者是否有精神活性物质使用的情况。对这些因素不但要加以评估，而且要想办法了解到患者这方面的真实的情况。个人史的评估包括心理发育，性生活史，早期的童年时期的生活创伤（包括躯体的、性的、情感虐待和被忽略的）。此外，生活环境变化，重大生活事件，严重创伤的心理应激，社会交往史（职业历史如军队服役情况），以及伴发的躯体疾病，均会影响抑郁症的诊断和治疗选择。因此，全面了解躯体病史，询问患者目前的用药情况，进行全面详细的体格检查，以及完善必需的诊断性检验十分重要。同时，精神状态检查也非常关键，可以发现抑郁症状、可能伴发的其他精神疾病、认知损害以及自杀的风险因素和影响因素。抑郁症会造成患者社会功能损害，故需要评估患者社会功能损害的程度，如人际关系、家庭功能、工作表现、健康卫生的维护、生活质量等。而且评估的信息也应包括来自家属甚至是来自工作单位的信息，因为患者可能有意或无意忽略某些关键的信息。

家系资料的收集包括了解父母、祖父母、兄弟姐妹和孩子是否患抑郁症、其他心境障碍、物质滥用等情况。需要注意，抑郁症父母的子女出现精神异常的危险性高于一般人群。了解患者家属中精神疾病的发病年龄、严重程度和治疗效果，对于患者的诊断和治疗都有很大的参考价值。

初步评估只是抑郁症诊断的一部分，还需要鉴别诊断。首先要考虑的是躯体疾病导致的抑郁症。与抑郁症发作密切相关的躯体疾病包括神经系统疾病（脑血管疾病、帕金森病、痴呆、多发性硬化等），代谢内分泌疾病（甲状腺疾病），恶性肿瘤和感染性疾病。治疗躯体疾病的药物也可能诱导抑郁综合征，这些药物包括移植抗排异药物、化疗药物、干扰素、类固醇、某些抗生素、某些降压药等。

在评估中也应考虑心理社会应激在抑郁症发病中的关键作用。抑郁症状是心理社会应激事件中的常见反应，尤其是居丧。这种情况通常不诊断为抑郁症，除非是抑郁症状持续 2 个月以上，特别严重或者与居丧无关。应激发生后，不足以诊断抑郁症时，最好诊断为适应障碍。

对抑郁症的评估要注意患者是否有精神病性症状。患者可能会隐藏这些症状，因此，精神科医生需要仔细询问患者或家属是否有这些症状，以便进行恰当的抗精神病药使用的治疗。抑郁发作在双相Ⅰ型中也很常见，对双相障碍和抑郁症进行鉴别诊断十分重要，因为两者的防治策略通常不一样。

# 三、患者的安全性评估

抑郁症患者自杀率高，对患者进行自杀风险评估是治疗的关键一环，见表 5-1。精神科医生应该评估患者自杀企图和行为，患者计划或准备实施自杀的范围，自杀手段的可用性和致命性，患者实施自杀计划的坚决程度。

尽管家属和精神科医务人员尽了最大努力去预防患者自杀，但是一些患者仍有可能实施自我伤害。即使对自杀进行了详细的评估，但预测自杀行为的能力是有限的。自杀患者往往会隐瞒自己的想法和计划，或出现短暂自杀的想法并实施冲动自杀行为，因此，即使对他们进行直接询问，也不能完全预测他们自杀的危险性。

表 5-1　评估自杀危险性需要考虑的因素

| 考虑因素 |
| --- |
| 既往自杀企图和自杀未遂史，包括性质、严重度和次数 |
| 当前自杀观念、意向或计划，及其致命性 |
| 自杀工具的获得和致命性，如农药 |
| 绝望、精神痛苦、自尊下降、自卑等 |
| 严重焦虑、惊恐发作、激越、冲动等 |
| 认知缺陷，如执行能力下降、缺乏解决问题的能力 |
| 精神病性症状，如命令性幻听或现实检验能力受损 |
| 酒精或其他精神活性物质滥用 |
| 近期在精神病院住院治疗 |
| 发生致残性的躯体疾病，特别是预后不良，如恶性肿瘤、艾滋病等 |
| 人口学特征，如年龄、种族、性别、婚姻、性取向等 |
| 存在急性或慢性心理社会应激 |
| 缺少心理支持和社会支持网络，如失业、独居、与家人关系欠佳等 |
| 有童年创伤史，特别是性虐待和躯体虐待 |
| 有自杀家族史或最近目睹自杀 |
| 缺乏保护因素，如家里有孩子、对家族有责任感、怀孕、生活满意度差、信仰缺乏 |

在治疗的过程中，对自杀风险性要进行不断的评估，因为抑郁症状的波动会导致自杀风险的变化。对于青年和成年早期的患者，有报道称在抗抑郁药物治疗的早期，自杀想法和企图会有所增加，在治疗时更是要引起注意。

抑郁症不仅严重危害了患者自身的健康，而且还可能出现一些罕见的、灾难性的后果，就是针对他人实施暴力行为。精神病性症状、物质滥用、冲动和攻击性的病史都增加了这一危险。因此，精神科医生不仅要评估自杀风险性，还要评估患者暴力行为的风险性。如父母抑郁症对孩子的影响，患病父母可能忽略或伤害孩子。对有自杀或暴力观念意向的患者要密切监测，加强治疗。

# 四、住院治疗

对于抑郁症患者是否适合住院或是进行院外治疗均应考虑"尊重、获益、无害"的原则。医生应向患者和家属建议既能最大限度地确保患者的安全，又能改善患者病情的适合的治疗环境。根据患者症状的严重程度、共病情况、可获得的帮助以及功能水平、患者的自我照料能力、治疗的依从性等决定是住院还是院外治疗。

《精神卫生法》第三十条规定：精神障碍的住院治疗实行自愿原则。诊断结论、病情评估表明，就诊者为严重精神障碍患者并有下列情形之一的，应当对其实施住院治疗：①已经发生伤害自身的行为，或者有伤害自身的危险的；②已经发生危害他人安全的行为，或者有危害他人安全的危险的。

有自杀或暴力观念、意向或计划的患者，需要重点地密切监测。那些有高危风险的患者可以考虑住院治疗。对自身或他人有高度伤害危险的患者适合住院。如果患者符合强制住院标准，可以对他们采取强制住院的措施。对于缺乏或拒绝社会支持的门诊重症患者，或者门诊治疗效果不佳的患者，可以考虑住院。在整个治疗过程中，要不断对患者的最佳治疗场所的选择和各种护理水平的获益进行再次评估。

# 五、评估功能障碍和生活质量

长时间的抑郁并且影响了患者的各种功能是判断正常和患抑郁症的关键，因此，评估患者是否有功能损害、严重程度及慢性程度，对于抑郁症的治疗非常重要。即使轻微的抑郁症也可能会损害患者的社会功能，危及其生活质量。在严重的情况下，患者几乎不能完成社交或职业功能，甚至生活不能自理。减少和消除患者的功能障碍是精神科管理的重要内容。在治疗过程中，应以适当的方式帮助患者恢复社会功能和生活质量。如应该提醒患者在抑郁发作期，不要做出重大的生活变动。对患者的整体生活质量加以评估，询问抑郁症最困扰他们的情况，确定如何在现在抑郁症状的基础上调整他们现有的生活、活动和娱乐。抑郁症的治疗目标是：解除症状、预防复发、消除功能障碍，改善患者生活质量。

## 六、会诊-联络的医疗服务

抑郁症是一组复杂的疾病，其复杂性表现在病因、发病机制、临床表现、治疗和预后不一致。许多患者可能同时有躯体疾病，治疗过程中要根据患者不同的危险因素和伴发疾病，与其他专科医师协调治疗方案。对患者进行全面的评估后，与其他科医生协作治疗患者可能的躯体疾病的问题，对于抑郁情绪的改善也会大有裨益。协作治疗可能涵盖治疗药物的讨论、实验室检查和心电图、脑电图等物理检查。

反之，精神科医生有时会作为其他医生治疗抑郁症的顾问，接受其他科医生的转诊，许多抑郁症患者可能首先找其他科的医生就医。进行恰当的会诊联络都是必要的。这样可以确保生物-心理-社会全方位的检查后，发现的可能的躯体疾病和心理社会问题得到妥善解决，增进整体治疗的效果。在重视诊断的同时也注重了治疗。

## 七、监测患者的精神状态

"评估检查"要贯穿抑郁症治疗的急性期、巩固期、维持期和停药期，根据检查的结果及时调整治疗方案。精神科管理除了要求医师仔细监测患者对治疗的反应、不间断地测评共病情况之外，制定和改进个体化的治疗方案也非常有必要。医生在选择抗抑郁药和治疗方案时，要对抑郁症状的类型、发作频率和严重程度进行仔细、系统的评估，也应对治疗获益及不良反应的应对决策进行评估。同时，结合与抑郁症相关的一些医生评定量表和（或）患者自评量表的连续测评，进行分析总结并根据情况适时调整治疗方案，更好地满足患者的需要，改善预后。

随着治疗的进行，对患者的认识会进一步加深。精神科医生应该系统地监测患者的精神状态的变化，包括抑郁症状、潜在的伴发疾病的症状。监测患者对自身或他人的伤害性非常关键，如果发现危险，应该考虑住院或采取更加恰当的治疗。还要监测不良反应的发生，有些不良反应与抑郁症或伴发疾病的症状很难区分。如果患者精神状态出现变化或新的症状，需要重新对患者进行诊断评估。

# 八、提高治疗依从性

提高治疗的依从性是指提高患者服药、饮食、生活方式等行为与医学建议或健康教育一致的程度。提高治疗的依从性应从以下方面考虑：①患者的因素。抑郁症患者往往对疾病恢复的态度表现得过度悲观，在急性期，抑郁症患者可能会缺乏动机，不能很好地依从治疗。另外，在抑郁症治疗过程中治疗效果不佳及药物不良反应也会影响治疗的依从性。因此，相应地鼓励患者严格坚持治疗是治疗成功的关键。患者可能会对治疗方式或药物选择有强烈的偏好，尤其当其家属曾有过治疗或用药的体验时。处理得当的话，这些偏好可能增进治疗的依从性。在维持期，恢复正常的患者可能会低估治疗的效果，过分强调治疗的负担或不良反应。精神科医生要认识到这些可能性，强调治疗的依从性对于成功治疗和预防的重要性。通过沟通消除患者对不良反应、治疗费用、时间安排上的冲突等等这些影响治疗依从性的因素。②除了患者自身外，家属对抑郁症的治疗态度也会影响依从性。良好的家庭支持系统能够为患者提供安全舒适的环境，增进患者对治疗的乐观态度，协助患者坚持治疗，提高治疗的依从性。此外，家属可以将治疗过程中可能出现的问题及时反馈给医生，帮助医师及时掌握患者最新的情况，及时调整一些可能的治疗方案。③医师相关因素。医师认真、严谨、细致的工作态度，恰当的沟通方式和技巧，可以提高治疗的依从性。医师的专业水平会影响患者依从性，经验丰富的医师能够对抑郁症治疗过程可能出现的问题有预见性，通过及时的告知和恰当的处理，提高治疗的依从性。

　　不同的治疗方法会导致患者治疗依从性的差异。如心理治疗的患者在面对恐惧或困难时，可能会出现焦虑情绪增加，焦虑情绪会降低患者对心理治疗的依从性，继而患者可能出现开始迟到或错过约定的治疗的情况。讨论药物的常见不良反应是提高药物治疗依从性的关键，常见的可能不良反应有体重增加、认知迟钝、性功能障碍、镇静或疲乏等。注意以下事项可能提高治疗的依从性：①具体说明何时、如何用药；②建议设置提醒系统，如药盒、醒目的标志等；③在药物起效前的 2～4 周内，讨论药物治疗的必要性；④强调即使有效了，坚持服药的重要性；⑤商讨停止用药前咨询精神科医生的必要性；⑥让患者有机会表达对药物的认识；⑦解释如果出现可能的问题时如何应对。此外，简化用药方案、降低用药费用也可以增进用药的依从性。

# 九、患者和家属的健康教育

教育是提高治疗依从性的主要措施，也是获得知情同意的基础。只要有可能，就要对患者、家属和其他重要的相关人员进行健康教育。教育的具体的内容包括：①介绍抑郁症的特点，应让患者及其家属了解和识别抑郁症的悲观和灾难化的思维，防止患者拒绝治疗或者在治疗完全起效前放弃治疗。②告知在治疗中症状改善的规律及可能的不良反应。对于药物或电抽搐治疗中可能出现的不良反应要预先判断和告知。③告知抑郁症可能复发和预防复发的相关知识。告诉患者甚至家属，抑郁症有明显的复发风险性。教育他们学会发现和预防复发，了解什么是复发的早期症状和体征。指导患者在新的抑郁发作出现的早期，尽快寻求适当的治疗，提高疗效，减少抑郁症带来的负担和不良后果。

患者和家属的健康教育也包括一般健康行为的宣教，如良好的睡眠卫生和减少咖啡的使用，远离烟酒和其他有害物质。对大多数人而言，锻炼有益于健康。参加有氧运动，可以中度改善患者的情绪症状。经常运动锻炼在提高身体抵抗病菌能力的同时，也可以提高心理的承受能力，降低一般人群的抑郁症状的发生率，对于老年人群和伴发躯体疾病的人尤其有益。

# 利益冲突的说明

　　本指南在资料收集、证据评价、推荐建议形成及编写过程中，所有专家保持学术中立，未受利益相关方的影响。

# 参 考 文 献

［ 1 ］Gaynes BN, Gavin N, Meltzer-Brody S, et al. Perinatal depression：prevalence, screening accuracy, and screening outcomes. Evid Rep Technol Assess（Summ）, 2005（119）：1-8.

［ 2 ］马辛, 李淑然, 向应强, 等. 北京市抑郁症的患病率调查. 中华精神科杂志, 2007, 40（2）：100-103.

［ 3 ］Abbass AA. Intensive Short-Term Dynamic Psychotherapy of treatment-resistant depression：a pilot study. Depress Anxiety, 2006, 23（7）：449-452.

［ 4 ］李献云, 张艳萍, 王志青, 等. 北京地区综合医院患者抑郁障碍的患病率. 中国神经精神疾病杂志, 2010, 36（2）：65-69.

［ 5 ］Phillips MR, Zhang J, Shi Q, et al. Prevalence, treatment, and associated disability of mental disorders in four provinces in China during 2001-05：an epidemiological survey. Lancet, 2009, 373（9680）：2041-2053.

［ 6 ］Gu L, Xie J, Long J, et al. Epidemiology of major depressive disorder in mainland china：a systematic review. PLoS One, 2013, 8（6）：e65356.

［ 7 ］Smith K. Mental health：a world of depression. Nature, 2014, 515（7526）：181.

［ 8 ］张维熙, 沈渔村, 李淑然, 等. 中国七个地区精神疾病流行病学调查. 中华精神科杂志, 1998, 31（2）：69-71.

［ 9 ］Andrade L, Caraveo-Anduaga JJ, Berglund P, et al. The epidemiology of major depressive episodes：results from the International Consortium of Psychiatric Epidemiology（ICPE）Surveys. Int J Methods Psychiatr Res, 2003, 12（1）：3-21.

［ 10 ］Hasin DS, Goodwin RD, Stinson FS, et al. Epidemiology of major depressive disorder: results from the National Epidemiologic Survey on Alcoholism and Related Conditions. Arch Gen Psychiatry, 2005, 62 (10): 1097-1106.

[11] Kessler RC, Berglund P, Demler O, et al. The epidemiology of major depressive disorder: results from the National Comorbidity Survey Replication (NCS-R). JAMA, 2003, 289 (23): 3095-3105.

[12] Gelder MG. New Oxford Textbook of Psychiatry. New York: Oxford University Press, 2003.

[13] Kennedy SH. Treating Depression Effectively-Applying Clinical Guidelines. Bodmin: Informa Healthcare, 2007.

[14] Lam RW. Depression. New York: Oxford University Press, 2008.

[15] Sartorius N, Baghai TC, Baldwin DS, et al. Antidepressant medications and other treatments of depressive disorders: a CINP Task Force report based on a review of evidence. Int J Neuropsychopharmacol, 2007, 10 (Suppl 1): S1-S207.

[16] Lamers F, van Oppen P, Comijs HC, et al. Comorbidity patterns of anxiety and depressive disorders in a large cohort study: the Netherlands Study of Depression and Anxiety (NESDA). J Clin Psychiatry, 2011, 72 (3): 341-348.

[17] Murray CJ, Vos T, Lozano R, et al. Disability-adjusted life years (DALYs) for 291 diseases and injuries in 21 regions, 1990-2010: a systematic analysis for the Global Burden of Disease Study 2010. Lancet, 2012, 380 (9859): 2197-2223.

[18] Vos T, Flaxman AD, Naghavi M, et al. Years lived with disability (YLDs) for 1160 sequelae of 289 diseases and injuries 1990-2010: a systematic analysis for the Global Burden of Disease Study 2010. Lancet, 2012, 380 (9859): 2163-2196.

[19] 张明园. 二十一世纪中国精神医学的思考——由《全球疾病负担研究》引发的联想. 上海精神医学, 2000, 12 (1): 1-2.

[20] Greenberg PE, Kessler RC, Birnbaum HG, et al. The economic burden of depression in the United States: how did it change between 1990 and 2000? J Clin Psychiatry, 2003, 64 (12): 1465-1475.

[ 21 ] Andlin-Sobocki P, Jönsson B, Wittchen HU, et al. Cost of disorders of the brain in Europe. Eur J Neurol, 2005, 12 (Suppl 1): 1-27.

[ 22 ] Olesen J, Gustavsson A, Svensson M, et al. The economic cost of brain disorders in Europe. Eur J Neurol, 2012, 19 (1): 155-162.

[ 23 ] Thomas CM, Morris S. Cost of depression among adults in England in 2000. Br J Psychiatry, 2003, 183: 514-519.

[ 24 ] 翟金国, 陈敏, 赵靖平, 等. 山东省抑郁障碍患者的经济负担研究. 中国卫生经济, 2011, 30 (10): 80-82.

[ 25 ] 翟金国, 赵靖平, 陈敏, 等. 山东省某地区抑郁症患者的经济花费调查. 中国神经精神疾病杂志, 2008, 34 (3): 165-168.

[ 26 ] Sullivan PF, Neale MC, Kendler KS. Genetic epidemiology of major depression: review and meta-analysis. Am J Psychiatry, 2000, 157 (10): 1552-1562.

[ 27 ] Kendler KS, Gatz M, Gardner CO, et al. Age at onset and familial risk for major depression in a Swedish national twin sample. Psychol Med, 2005, 35 (11): 1573-1579.

[ 28 ] Nestler EJ, Barrot M, Dileone RJ, et al. Neurobiology of depression. Neuron, 2002, 34 (1): 13-25.

[ 29 ] Tsankova N, Renthal W, Kumar A, et al. Epigenetic regulation in psychiatric disorders. Nat Rev Neurosci, 2007, 8 (5): 355-367.

[ 30 ] Pei L, Li S, Wang M, et al. Uncoupling the dopamine D1-D2 receptor complex exerts antidepressant-like effects. Nat Med, 2010, 16 (12): 1393-1395.

[ 31 ] Autry AE, Adachi M, Nosyreva E, et al. NMDA receptor blockade at rest triggers rapid behavioural antidepressant responses. Nature, 2011, 475 (7354): 91-95.

[ 32 ] Berton O, Nestler EJ. New approaches to antidepressant drug discovery: beyond monoamines. Nat Rev Neurosci, 2006, 7 (2): 137-151.

[ 33 ] Roy M, David N, Cueva M, et al. A study of the involvement of melanin-concentrating hormone receptor 1 (MCHR1) in murine models of depression. Biol Psychiatry, 2007, 61 (2): 174-180.

[ 34 ] Lutter M, Sakata I, Osborne-Lawrence S, et al. The orexigenic hormone

ghrelin defends against depressive symptoms of chronic stress. Nat Neurosci, 2008, 11 (7): 752-753.

[35] Hickie IB, Rogers NL. Novel melatonin-based therapies: potential advances in the treatment of major depression. Lancet, 2011, 378 (9791): 621-631.

[36] Quera SM, Hartley S, Barbot F, et al. Circadian rhythms, melatonin and depression. Curr Pharm Des, 2011, 17 (15): 1459-1470.

[37] Risch N, Herrell R, Lehner T, et al. Interaction between the serotonin transporter gene (5-HTTLPR), stressful life events, and risk of depression: a meta-analysis. JAMA, 2009, 301 (23): 2462-2471.

[38] Borges S, Chen YF, Laughren TP, et al. Review of maintenance trials for major depressive disorder: a 25-year perspective from the US Food and Drug Administration. J Clin Psychiatry, 2014, 75 (3): 205-214.

[39] Frank E, Kupfer DJ, Perel JM, et al. Three-year outcomes for maintenance therapies in recurrent depression. Arch Gen Psychiatry, 1990, 47 (12): 1093-1099.

[40] Kupfer DJ, Frank E, Perel JM, et al. Five-year outcome for maintenance therapies in recurrent depression. Arch Gen Psychiatry, 1992, 49 (10): 769-773.

[41] Greden JF. Antidepressant maintenance medications: when to discontinue and how to stop. J Clin Psychiatry, 1993, 54 (Suppl): 39-45.

[42] Duval F, Lebowitz BD, Macher JP. Treatments in depression. Dialogues Clin Neurosci, 2006, 8 (2): 191-206.

[43] Ravindran AV, Da ST. Complementary and alternative therapies as add-on to pharmacotherapy for mood and anxiety disorders: a systematic review. J Affect Disord, 2013, 150 (3): 707-719.

[44] Morishita T, Fayad SM, Higuchi MA, et al. Deep brain stimulation for treatment-resistant depression: systematic review of clinical outcomes. Neurotherapeutics, 2014, 11 (3): 475-484.

[45] Wiles N, Thomas L, Abel A, et al. Clinical effectiveness and cost-effectiveness of cognitive behavioural therapy as an adjunct to pharmacotherapy for treatment-resistant depression in primary care: the

CoBalT randomised controlled trial. Health Technol Assess, 2014, 18 (31): 1-167.

[46] Wuthrich VM, Rapee RM. Randomised controlled trial of group cognitive behavioural therapy for comorbid anxiety and depression in older adults. Behav Res Ther, 2013, 51 (12): 779-786.

[47] Zu S, Xiang YT, Liu J, et al. A comparison of cognitive-behavioral therapy, antidepressants, their combination and standard treatment for Chinese patients with moderate-severe major depressive disorders. J Affect Disord, 2014, 152-154: 262-267.

[48] Yatham LN, Kennedy SH, Schaffer A, et al. Canadian Network for Mood and Anxiety Treatments (CANMAT) and International Society for Bipolar Disorders (ISBD) collaborative update of CANMAT guidelines for the management of patients with bipolar disorder: update 2009. Bipolar Disord, 2009, 11 (3): 225-255.

[49] Churchill R, Moore TH, Furukawa TA, et al. 'Third wave' cognitive and behavioural therapies versus treatment as usual for depression. Cochrane Database Syst Rev, 2013, 10: D8705.

[50] Pinchasov BB, Shurgaja AM, Grischin OV, et al. Mood and energy regulation in seasonal and non-seasonal depression before and after midday treatment with physical exercise or bright light. Psychiatry Res, 2000, 94 (1): 29-42.

[51] Combs K, Smith PJ, Sherwood A, et al. Impact of sleep complaints and depression outcomes among participants in the standard medical intervention and long-term exercise study of exercise and pharmacotherapy for depression. J Nerv Ment Dis, 2014, 202 (2): 167-171.

[52] Knubben K, Reischies FM, Adli M, et al. A randomised, controlled study on the effects of a short-term endurance training programme in patients with major depression. Br J Sports Med, 2007, 41 (1): 29-33.

[53] Bot M, Pouwer F, Assies J, et al. Eicosapentaenoic acid as an add-on to antidepressant medication for co-morbid major depression in patients with diabetes mellitus: a randomized, double-blind placebo-controlled study. J

Affect Disord, 2010, 126 (1-2): 282-286.

[ 54 ] Rees AM, Austin MP, Parker GB. Omega-3 fatty acids as a treatment for perinatal depression: randomized double-blind placebo-controlled trial. Aust N Z J Psychiatry, 2008, 42 (3): 199-205.

[ 55 ] NIMH/NIH Consensus Development Conference statement. Mood disorders: pharmacologic prevention of recurrences. Consensus Development Panel. Am J Psychiatry, 1985, 142 (4): 469-476.

[ 56 ] Judd LL, Akiskal HS, Maser JD, et al. Major depressive disorder: a prospective study of residual subthreshold depressive symptoms as predictor of rapid relapse. J Affect Disord, 1998, 50 (2-3): 97-108.

[ 57 ] Judd LL, Paulus MJ, Schettler PJ, et al. Does incomplete recovery from first lifetime major depressive episode herald a chronic course of illness? Am J Psychiatry, 2000, 157 (9): 1501-1504.

[ 58 ] Garfield LD, Scherrer JF, Chrusciel T, et al. Factors associated with receipt of adequate antidepressant pharmacotherapy by VA patients with recurrent depression. Psychiatr Serv, 2011, 62 (4): 381-388.

[ 59 ] Paykel ES. Remission and residual symptomatology in major depression. Psychopathology, 1998, 31 (1): 5-14.

[ 60 ] Mcgrath PJ, Stewart JW, Petkova E, et al. Predictors of relapse during fluoxetine continuation or maintenance treatment of major depression. J Clin Psychiatry, 2000, 61 (7): 518-524.

[ 61 ] Solomon DA, Keller MB, Leon AC, et al. Multiple recurrences of major depressive disorder. Am J Psychiatry, 2000, 157 (2): 229-233.

[ 62 ] Maj M, Veltro F, Pirozzi R, et al. Pattern of recurrence of illness after recovery from an episode of major depression: a prospective study. Am J Psychiatry, 1992, 149 (6): 795-800.

[ 63 ] Tew JJ, Mulsant BH, Haskett RF, et al. Relapse during continuation pharmacotherapy after acute response to ECT: a comparison of usual care versus protocolized treatment. Ann Clin Psychiatry, 2007, 19 (1): 1-4.

[ 64 ] Sackeim HA, Haskett RF, Mulsant BH, et al. Continuation pharmacotherapy in the prevention of relapse following electroconvulsive

therapy: a randomized controlled trial. JAMA, 2001, 285 (10):
1299-1307.

[ 65 ] Thase ME, Simons AD, Mcgeary J, et al. Relapse after cognitive
behavior therapy of depression: potential implications for longer courses of
treatment. Am J Psychiatry, 1992, 149 (8): 1046-1052.

[ 66 ] Koran LM, Gelenberg AJ, Kornstein SG, et al. Sertraline versus
imipramine to prevent relapse in chronic depression. J Affect Disord,
2001, 65 (1): 27-36.

[ 67 ] Prien RF, Kupfer DJ. Continuation drug therapy for major depressive
episodes: how long should it be maintained? Am J Psychiatry, 1986,
143 (1): 18-23.

[ 68 ] Keller MB, Gelenberg AJ, Hirschfeld RM, et al. The treatment of
chronic depression, part 2: a double-blind, randomized trial of sertraline
and imipramine. J Clin Psychiatry, 1998, 59 (11): 598-607.

[ 69 ] Ostad HE, Hiemke C, Pfuhlmann B. Therapeutic drug monitoring for
antidepressant drug treatment. Curr Pharm Des, 2012, 18 (36):
5818-5827.

[ 70 ] Bauer M, Dopfmer S. Lithium augmentation in treatment-resistant
depression: meta-analysis of placebo-controlled studies. J Clin
Psychopharmacol, 2000, 20 (2): 287.

[ 71 ] Wade RL, Kindermann SL, Hou Q, et al. Comparative assessment of
adherence measures and resource use in SSRI/SNRI-treated patients with
depression using second-generation antipsychotics or L-methylfolate as
adjunctive therapy. J Manag Care Pharm, 2014, 20 (1): 76-85.

[ 72 ] Hollon SD, Jarrett RB, Nierenberg AA, et al. Psychotherapy and
medication in the treatment of adult and geriatric depression: which
monotherapy or combined treatment? J Clin Psychiatry, 2005, 66 (4):
455-468.

[ 73 ] Bockting CL, Schene AH, Spinhoven P, et al. Preventing relapse/
recurrence in recurrent depression with cognitive therapy: a randomized
controlled trial. J Consult Clin Psychol, 2005, 73 (4): 647-657.

[ 74 ] Brakemeier EL, Merkl A, Wilbertz G, et al. Cognitive-behavioral therapy

as continuation treatment to sustain response after electroconvulsive therapy in depression: a randomized controlled trial. Biol Psychiatry, 2014, 76 (3): 194-202.

[75] Guidi J, Fava GA, Fava M, et al. Efficacy of the sequential integration of psychotherapy and pharmacotherapy in major depressive disorder: a preliminary meta-analysis. Psychol Med, 2011, 41 (2): 321-331.

[76] Fink M, Rush AJ, Knapp R, et al. DSM melancholic features are unreliable predictors of ECT response: a CORE publication. J ECT, 2007, 23 (3): 139-146.

[77] Valiengo L, Bensenor IM, Goulart AC, et al. The sertraline versus electrical current therapy for treating depression clinical study (select-TDCS): results of the crossover and follow-up phases. Depress Anxiety, 2013, 30 (7): 646-653.

[78] Mccall WV, Rosenquist PB, Kimball J, et al. Health-related quality of life in a clinical trial of ECT followed by continuation pharmacotherapy: effects immediately after ECT and at 24 weeks. J ECT, 2011, 27 (2): 97-102.

[79] Mcclintock SM, Brandon AR, Husain MM, et al. A systematic review of the combined use of electroconvulsive therapy and psychotherapy for depression. J ECT, 2011, 27 (3): 236-243.

[80] Schmidt ME, Fava M, Zhang S, et al. Treatment approaches to major depressive disorder relapse. Part 1: dose increase. Psychother Psychosom, 2002, 71 (4): 190-194.

[81] Vittengl JR, Clark LA, Thase ME, et al. Stable remission and recovery after acute-phase cognitive therapy for recurrent major depressive disorder. J Consult Clin Psychol, 2014, 82 (6): 1049-1059.

[82] Eaton WW, Shao H, Nestadt G, et al. Population-based study of first onset and chronicity in major depressive disorder. Arch Gen Psychiatry, 2008, 65 (5): 513-520.

[83] Zimmerman M, Thongy T. How often do SSRIs and other new-generation antidepressants lose their effect during continuation treatment? Evidence suggesting the rate of true tachyphylaxis during continuation treatment is

low. J Clin Psychiatry, 2007, 68 (8): 1271-1276.

[84] Mueller TI, Leon AC, Keller MB, et al. Recurrence after recovery from major depressive disorder during 15 years of observational follow-up. Am J Psychiatry, 1999, 156 (7): 1000-1006.

[85] Roca M, Garcia-Toro M, Garcia-Campayo J, et al. Clinical differences between early and late remission in depressive patients. J Affect Disord, 2011, 134 (1-3): 235-241.

[86] Dunlop BW, Binder EB, Cubells JF, et al. Predictors of remission in depression to individual and combined treatments (PReDICT): study protocol for a randomized controlled trial. Trials, 2012, 13: 106.

[87] Farahani A, Correll CU. Are antipsychotics or antidepressants needed for psychotic depression? A systematic review and meta-analysis of trials comparing antidepressant or antipsychotic monotherapy with combination treatment. J Clin Psychiatry, 2012, 73 (4): 486-496.

[88] Burcusa SL, Iacono WG. Risk for recurrence in depression. Clin Psychol Rev, 2007, 27 (8): 959-985.

[89] Rush AJ, Kraemer HC, Sackeim HA, et al. Report by the ACNP Task Force on response and remission in major depressive disorder. Neuropsychopharmacology, 2006, 31 (9): 1841-1853.

[90] American Psychiatric Association. Practice guideline for the treatment of patients with major depressive disorder, third edition. Rockville MD. Agency for Healthcare Research and Quality (AHRQ), 2010.

[91] Solomon DA, Bauer MS. Continuation and maintenance pharmacotherapy for unipolar and bipolar mood disorders. Psychiatr Clin North Am, 1993, 16 (3): 515-540.

[92] Hansen R, Gaynes B, Thieda P, et al. Meta-analysis of major depressive disorder relapse and recurrence with second-generation antidepressants. Psychiatr Serv, 2008, 59 (10): 1121-1130.

[93] Frank E, Kupfer DJ, Wagner EF, et al. Efficacy of interpersonal psychotherapy as a maintenance treatment of recurrent depression. Contributing factors. Arch Gen Psychiatry, 1991, 48 (12): 1053-1059.

［94］Keller MB, Trivedi MH, Thase ME, et al. The Prevention of Recurrent Episodes of Depression with Venlafaxine for Two Years (PREVENT) Study: Outcomes from the 2-year and combined maintenance phases. J Clin Psychiatry, 2007, 68 (8): 1246-1256.

［95］Wu CS, Shau WY, Chan HY, et al. Persistence of antidepressant treatment for depressive disorder in Taiwan. Gen Hosp Psychiatry, 2013, 35 (3): 279-285.

［96］Bauer M, Pfennig A, Severus E, et al. World Federation of Societies of Biological Psychiatry (WFSBP) guidelines for biological treatment of unipolar depressive disorders, part 1: update 2013 on the acute and continuation treatment of unipolar depressive disorders. World J Biol Psychiatry, 2013, 14 (5): 334-385.

［97］Edwards JG, Anderson I. Systematic review and guide to selection of selective serotonin reuptake inhibitors. Drugs, 1999, 57 (4): 507-533.

［98］Cipriani A, Smith K, Burgess S, et al. Lithium versus antidepressants in the long-term treatment of unipolar affective disorder. Cochrane Database Syst Rev, 2006, (4): D3492.

［99］Bauer M, Adli M, Ricken R, et al. Role of lithium augmentation in the management of major depressive disorder. CNS Drugs, 2014, 28 (4): 331-342.

［100］Bauer M, Adli M, Bschor T, et al. Lithium's emerging role in the treatment of refractory major depressive episodes: augmentation of antidepressants. Neuropsychobiology, 2010, 62 (1): 36-42.

［101］Posternak MA, Zimmerman M. Dual reuptake inhibitors incur lower rates of tachyphylaxis than selective serotonin reuptake inhibitors: a retrospective study. J Clin Psychiatry, 2005, 66 (6): 705-707.

［102］Fava M, Schmidt ME, Zhang S, et al. Treatment approaches to major depressive disorder relapse. Part 2: reinitiation of antidepressant treatment. Psychother Psychosom, 2002, 71 (4): 195-199.

［103］Reynolds CR, Frank E, Perel JM, et al. Nortriptyline and interpersonal psychotherapy as maintenance therapies for recurrent major depression: a randomized controlled trial in patients older than 59 years. JAMA, 1999, 281 (1): 39-45.

[104] Byrne S, Rothschild AJ. Psychiatrists' responses to failure of maintenance therapy with antidepressants. Psychiatr Serv, 1997, 48 (6): 835-837.

[105] Jarrett RB, Minhajuddin A, Gershenfeld H, et al. Preventing depressive relapse and recurrence in higher-risk cognitive therapy responders: a randomized trial of continuation phase cognitive therapy, fluoxetine, or matched pill placebo. JAMA Psychiatry, 2013, 70 (11): 1152-1160.

[106] Belsher G, Costello CG. Relapse after recovery from unipolar depression: a critical review. Psychol Bull, 1988, 104 (1): 84-96.

[107] Frank E, Kupfer DJ, Perel JM, et al. Comparison of full-dose versus half-dose pharmacotherapy in the maintenance treatment of recurrent depression. J Affect Disord, 1993, 27 (3): 139-145.

[108] Dilsaver SC, Kronfol Z, Sackellares JC, et al. Antidepressant withdrawal syndromes: evidence supporting the cholinergic overdrive hypothesis. J Clin Psychopharmacol, 1983, 3 (3): 157-164.

[109] Coupland NJ, Bell CJ, Potokar JP. Serotonin reuptake inhibitor withdrawal. J Clin Psychopharmacol, 1996, 16 (5): 356-362.

[110] Lee YM, Lee KU. Time to discontinuation among the three second-generation antidepressants in a naturalistic outpatient setting of depression. Psychiatry Clin Neurosci, 2011, 65 (7): 630-637.

[111] Lejoyeux M, Ades J. Antidepressant discontinuation: a review of the literature. J Clin Psychiatry, 1997, 58 (Suppl 7): 11-15, 16.

[112] Taylor D, Stewart S, Connolly A. Antidepressant withdrawal symptoms-telephone calls to a national medication helpline. J Affect Disord, 2006, 95 (1-3): 129-133.

[113] Psaros C, Freeman M, Safren SA, et al. Discontinuation of antidepressants during attempts to conceive: a pilot trial of cognitive behavioral therapy for the prevention of recurrent depression. J Clin Psychopharmacol, 2014, 34 (4): 455-460.

[114] Fava M. Prospective studies of adverse events related to antidepressant discontinuation. J Clin Psychiatry, 2006, 67 (Suppl 4): 14-21.

［115］Cipriani A, La Ferla T, Furukawa TA, et al. Sertraline versus other antidepressive agents for depression. Cochrane Database Syst Rev, 2010 (4): D6117.

［116］Neumeyer-Gromen A, Lampert T, Stark K, et al. Disease management programs for depression: a systematic review and meta-analysis of randomized controlled trials. Med Care, 2004, 42 (12): 1211-1221.

［117］Omori IM, Watanabe N, Nakagawa A, et al. Fluvoxamine versus other anti-depressive agents for depression. Cochrane Database Syst Rev, 2010 (3): D6114.

［118］Pigott HE, Leventhal AM, Alter GS, et al. Efficacy and effectiveness of antidepressants: current status of research. Psychother Psychosom, 2010, 79 (5): 267-279.

［119］Undurraga J, Baldessarini RJ. Randomized, placebo-controlled trials of antidepressants for acute major depression: thirty-year meta-analytic review. Neuropsychopharmacology, 2012, 37 (4): 851-864.

［120］Kates N, Mach M. Chronic disease management for depression in primary care: a summary of the current literature and implications for practice. Can J Psychiatry, 2007, 52 (2): 77-85.

［121］Meader N, Mitchell AJ, Chew-Graham C, et al. Case identification of depression in patients with chronic physical health problems: a diagnostic accuracy meta-analysis of 113 studies. Br J Gen Pract, 2011, 61 (593): e808-e820.

［122］Trivedi MH, Lin EH, Katon WJ. Consensus recommendations for improving adherence, self-management, and outcomes in patients with depression. CNS Spectr, 2007, 12 (8 Suppl 13): 1-27.

［123］Bostwick JM. A generalist's guide to treating patients with depression with an emphasis on using side effects to tailor antidepressant therapy. Mayo Clin Proc, 2010, 85 (6): 538-550.

［124］Farooq S, Naeem F. Tackling nonadherence in psychiatric disorders: current opinion. Neuropsychiatr Dis Treat, 2014, 10: 1069-1077.

［125］Uher R, Perlis RH, Placentino A, et al. Self-report and clinician-rated measures of depression severity: can one replace the other? Depress

Anxiety, 2012, 29 (12): 1043-1049.

[126] Ackermann RT, Williams JJ. Rational treatment choices for non-major depressions in primary care: an evidence-based review. J Gen Intern Med, 2002, 17 (4): 293-301.

[127] Spijker J, Nolen WA. An algorithm for the pharmacological treatment of depression. Acta Psychiatr Scand, 2010, 121 (3): 180-189.

[128] Bilsker D, Goldner EM, Jones W. Health service patterns indicate potential benefit of supported self-management for depression in primary care. Can J Psychiatry, 2007, 52 (2): 86-95.

[129] Fournier JC, Derubeis RJ, Hollon SD, et al. Antidepressant drug effects and depression severity: a patient-level meta-analysis. JAMA, 2010, 303 (1): 47-53.

[130] Khan A, Brodhead AE, Schwartz KA, et al. Sex differences in antidepressant response in recent antidepressant clinical trials. J Clin Psychopharmacol, 2005, 25 (4): 318-324.

[131] Kornstein SG, Wohlreich MM, Mallinckrodt CH, et al. Duloxetine efficacy for major depressive disorder in male vs. female patients: data from 7 randomized, double-blind, placebo-controlled trials. J Clin Psychiatry, 2006, 67 (5): 761-770.

[132] Papakostas GI, Kornstein SG, Clayton AH, et al. Relative antidepressant efficacy of bupropion and the selective serotonin reuptake inhibitors in major depressive disorder: gender-age interactions. Int Clin Psychopharmacol, 2007, 22 (4): 226-229.

[133] Findling RL, Preskorn SH, Marcus RN, et al. Nefazodone pharmacokinetics in depressed children and adolescents. J Am Acad Child Adolesc Psychiatry, 2000, 39 (8): 1008-1016.

[134] Katz IR, Reynolds CR, Alexopoulos GS, et al. Venlafaxine ER as a treatment for generalized anxiety disorder in older adults: pooled analysis of five randomized placebo-controlled clinical trials. J Am Geriatr Soc, 2002, 50 (1): 18-25.

[135] Miller M, Swanson SA, Azrael D, et al. Antidepressant dose, age, and the risk of deliberate self-harm. JAMA Intern Med, 2014, 174 (6):

899-909.

[136] Kraus JE, Horrigan JP, Carpenter DJ, et al. Clinical features of patients with treatment-emergent suicidal behavior following initiation of paroxetine therapy. J Affect Disord, 2010, 120 (1-3): 40-47.

[137] Wightman DS, Foster VJ, Krishen A, et al. Meta-analysis of suicidality in placebo-controlled clinical trials of adults taking bupropion. Prim Care Companion J Clin Psychiatry, 2010, 12 (5). pii: PCC.09m00894.

[138] 何小林, 郑洪波, 余金龙, 等. 精神科医生选择抗抑郁药物时最先考虑的影响因素. 中国临床康复, 2005, 9 (24): 6-7.

[139] 贡联兵, 王国权. 抗抑郁药物临床合理应用. 人民军医, 2009, 52 (3): 185-186.

[140] 江开达. 抑郁症的规范化治疗与药物选择. 中华精神科杂志, 2013, 46 (4): 245-246.

[141] Kubitz N, Mehra M, Potluri RC, et al. Characterization of treatment resistant depression episodes in a cohort of patients from a US commercial claims database. PLoS One, 2013, 8 (10): e76882.

[142] Wang P, Si T. Use of antipsychotics in the treatment of depressive disorders. Shanghai Arch Psychiatry, 2013, 25 (3): 134-140.

[143] Wijkstra J, Lijmer J, Burger H, et al. Pharmacological treatment for psychotic depression. Cochrane Database Syst Rev, 2013, 11: D4044.

[144] Papakostas GI, Perlis RH, Scalia MJ, et al. A meta-analysis of early sustained response rates between antidepressants and placebo for the treatment of major depressive disorder. J Clin Psychopharmacol, 2006, 26 (1): 56-60.

[145] Posternak MA, Zimmerman M. Is there a delay in the antidepressant effect? A meta-analysis. J Clin Psychiatry, 2005, 66 (2): 148-158.

[146] Taylor MJ, Freemantle N, Geddes JR, et al. Early onset of selective serotonin reuptake inhibitor antidepressant action: systematic review and meta-analysis. Arch Gen Psychiatry, 2006, 63 (11): 1217-1223.

[147] Wade A, Friis AH. The onset of effect for escitalopram and its relevance for the clinical management of depression. Curr Med Res Opin, 2006, 22 (11): 2101-2110.

[148] Bose A, Tsai J, Li D. Early non-response in patients with severe depression: escitalopram up-titration versus switch to duloxetine. Clin Drug Investig, 2012, 32 (6): 373-385.

[149] Rush AJ, Thase ME. Strategies and tactics in the treatment of chronic depression. J Clin Psychiatry, 1997, 58 (Suppl 13): 14-22.

[150] Fredman SJ, Fava M, Kienke AS, et al. Partial response, nonresponse, and relapse with selective serotonin reuptake inhibitors in major depression: a survey of current "next-step" practices. J Clin Psychiatry, 2000, 61 (6): 403-408.

[151] Ruhe HG, Huyser J, Swinkels JA, et al. Dose escalation for insufficient response to standard-dose selective serotonin reuptake inhibitors in major depressive disorder: systematic review. Br J Psychiatry, 2006, 189: 309-316.

[152] Ruhe HG, Huyser J, Swinkels JA, et al. Switching antidepressants after a first selective serotonin reuptake inhibitor in major depressive disorder: a systematic review. J Clin Psychiatry, 2006, 67 (12): 1836-1855.

[153] Szegedi A, Jansen WT, van Willigenburg AP, et al. Early improvement in the first 2 weeks as a predictor of treatment outcome in patients with major depressive disorder: a meta-analysis including 6562 patients. J Clin Psychiatry, 2009, 70 (3): 344-353.

[154] Mischoulon D, Nierenberg AA, Kizilbash L, et al. Strategies for managing depression refractory to selective serotonin reuptake inhibitor treatment: a survey of clinicians. Can J Psychiatry, 2000, 45 (5): 476-481.

[155] Papakostas GI, Fava M, Thase ME. Treatment of SSRI-resistant depression: a meta-analysis comparing within- versus across-class switches. Biol Psychiatry, 2008, 63 (7): 699-704.

[156] Rush AJ, Trivedi MH, Wisniewski SR, et al. Bupropion-SR, sertraline, or venlafaxine-XR after failure of SSRIs for depression. N Engl J Med, 2006, 354 (12): 1231-1242.

[157] Ruhe HG, Huyser J, Swinkels JA, et al. Switching antidepressants after a first selective serotonin reuptake inhibitor in major depressive disorder:

a systematic review. J Clin Psychiatry, 2006, 67（12）: 1836-1855.

［158］Carpenter LL, Yasmin S, Price LH. A double-blind, placebo-controlled study of antidepressant augmentation with mirtazapine. Biol Psychiatry, 2002, 51（2）: 183-188.

［159］Ferreri M, Lavergne F, Berlin I, et al. Benefits from mianserin augmentation of fluoxetine in patients with major depression non-responders to fluoxetine alone. Acta Psychiatr Scand, 2001, 103（1）: 66-72.

［160］Licht RW, Qvitzau S. Treatment strategies in patients with major depression not responding to first-line sertraline treatment. A randomised study of extended duration of treatment, dose increase or mianserin augmentation. Psychopharmacology（Berl）, 2002, 161（2）: 143-151.

［161］Mcgrath PJ, Stewart JW, Fava M, et al. Tranylcypromine versus venlafaxine plus mirtazapine following three failed antidepressant medication trials for depression: a STAR * D report. Am J Psychiatry, 2006, 163（9）: 1531-1541, 1666.

［162］Philip NS, Carpenter LL, Tyrka AR, et al. Pharmacologic approaches to treatment resistant depression: a re-examination for the modern era. Expert Opin Pharmacother, 2010, 11（5）: 709-722.

［163］Trivedi MH, Daly EJ. Treatment strategies to improve and sustain remission in major depressive disorder. Dialogues Clin Neurosci, 2008, 10（4）: 377-384.

［164］Crossley NA, Bauer M. Acceleration and augmentation of antidepressants with lithium for depressive disorders: two meta-analyses of randomized, placebo-controlled trials. J Clin Psychiatry, 2007, 68（6）: 935-940.

［165］Edwards SJ, Hamilton V, Nherera L, et al. Lithium or an atypical antipsychotic drug in the management of treatment-resistant depression: a systematic review and economic evaluation. Health Technol Assess, 2013, 17（54）: 1-190.

［166］Nierenberg AA, Papakostas GI, Petersen T, et al. Lithium augmentation of nortriptyline for subjects resistant to multiple antidepressants. J Clin

Psychopharmacol, 2003, 23（1）: 92-95.

[167] Berman RM, Marcus RN, Swanink R, et al. The efficacy and safety of aripiprazole as adjunctive therapy in major depressive disorder: a multicenter, randomized, double-blind, placebo-controlled study. J Clin Psychiatry, 2007, 68（6）: 843-853.

[168] Marcus RN, Mcquade RD, Carson WH, et al. The efficacy and safety of aripiprazole as adjunctive therapy in major depressive disorder: a second multicenter, randomized, double-blind, placebo-controlled study. J Clin Psychopharmacol, 2008, 28（2）: 156-165.

[169] Thase ME, Corya SA, Osuntokun O, et al. A randomized, double-blind comparison of olanzapine/fluoxetine combination, olanzapine, and fluoxetine in treatment-resistant major depressive disorder. J Clin Psychiatry, 2007, 68（2）: 224-236.

[170] Wen XJ, Wang LM, Liu ZL, et al. Meta-analysis on the efficacy and tolerability of the augmentation of antidepressants with atypical antipsychotics in patients with major depressive disorder. Braz J Med Biol Res, 2014, 47（7）: 605-616.

[171] Nelson JC, Papakostas GI. Atypical antipsychotic augmentation in major depressive disorder: a meta-analysis of placebo-controlled randomized trials. Am J Psychiatry, 2009, 166（9）: 980-991.

[172] Cooper-Kazaz R, Lerer B. Efficacy and safety of triiodothyronine supplementation in patients with major depressive disorder treated with specific serotonin reuptake inhibitors. Int J Neuropsychopharmacol, 2008, 11（5）: 685-699.

[173] Nierenberg AA, Fava M, Trivedi MH, et al. A comparison of lithium and T（3）augmentation following two failed medication treatments for depression: a STAR * D report. Am J Psychiatry, 2006, 163（9）: 1519-1530.

[174] Aronson R, Offman HJ, Joffe RT, et al. Triiodothyronine augmentation in the treatment of refractory depression. A meta-analysis. Arch Gen Psychiatry, 1996, 53（9）: 842-848.

[175] Geddes JR, Carney SM, Davies C, et al. Relapse prevention with

antidepressant drug treatment in depressive disorders: a systematic review. Lancet, 2003, 361 (9358): 653-661.

[176] Reynolds CR, Dew MA, Pollock BG, et al. Maintenance treatment of major depression in old age. N Engl J Med, 2006, 354 (11): 1130-1138.

[177] Howell C, Marshall C, Opolski M, et al. Management of recurrent depression. Aust Fam Physician, 2008, 37 (9): 704-708.

[178] Kaymaz N, van Os J, Loonen AJ, et al. Evidence that patients with single versus recurrent depressive episodes are differentially sensitive to treatment discontinuation: a meta-analysis of placebo-controlled randomized trials. J Clin Psychiatry, 2008, 69 (9): 1423-1436.

[179] Cuijpers P, Munoz RF, Clarke GN, et al. Psychoeducational treatment and prevention of depression: the "Coping with Depression" course thirty years later. Clin Psychol Rev, 2009, 29 (5): 449-458.

[180] Davies EB, Morriss R, Glazebrook C. Computer-delivered and web-based interventions to improve depression, anxiety, and psychological well-being of university students: a systematic review and meta-analysis. J Med Internet Res, 2014, 16 (5): e130.

[181] Rubio-Valera M, Serrano-Blanco A, Magdalena-Belio J, et al. Effectiveness of pharmacist care in the improvement of adherence to antidepressants: a systematic review and meta-analysis. Ann Pharmacother, 2011, 45 (1): 39-48.

[182] Viswanathan M, Golin CE, Jones CD, et al. Closing the quality gap: revisiting the state of the science (vol. 4: medication adherence interventions: comparative effectiveness). Evid Rep Technol Assess (Full Rep), 2012, (208. 4): 1-685.

[183] Dejean D, Giacomini M, Vanstone M, et al. Patient experiences of depression and anxiety with chronic disease: a systematic review and qualitative meta-synthesis. Ont Health Technol Assess Ser, 2013, 13 (16): 1-33.

[184] Friborg O, Martinsen EW, Martinussen M, et al. Comorbidity of personality disorders in mood disorders: a meta-analytic review of 122

studies from 1988 to 2010. J Affect Disord, 2014, 152-154: 1-11.

[185] Pompili M, Venturini P, Palermo M, et al. Mood disorders medications: predictors of nonadherence - review of the current literature. Expert Rev Neurother, 2013, 13 (7): 809-825.

[186] Riper H, Andersson G, Hunter SB, et al. Treatment of comorbid alcohol use disorders and depression with cognitive-behavioural therapy and motivational interviewing: a meta-analysis. Addiction, 2014, 109 (3): 394-406.

[187] Rytwinski NK, Scur MD, Feeny NC, et al. The co-occurrence of major depressive disorder among individuals with posttraumatic stress disorder: a meta-analysis. J Trauma Stress, 2013, 26 (3): 299-309.

[188] Taylor D, Meader N, Bird V, et al. Pharmacological interventions for people with depression and chronic physical health problems: systematic review and meta-analyses of safety and efficacy. Br J Psychiatry, 2011, 198 (3): 179-188.

[189] Gartlehner G, Hansen RA, Thieda P, et al. Comparative Effectiveness of Second-Generation Antidepressants in the Pharmacologic Treatment of Adult Depression. Comparative Effectiveness Review No. 7. (Prepared by RTI International-University of North Carolina Evidence-based Practice Center under Contract No. 290 - 02 - 0016.) Rockville MD. Agency for Healthcare Research and Quality, 2007.

[190] National Institute For Clinical Excellence. Depression: management of depression in primary and second care. Clinical Guideline 23, 2004. NICE.

[191] Thase ME, Tran PV, Wiltse C, et al. Cardiovascular profile of duloxetine, a dual reuptake inhibitor of serotonin and norepinephrine. J Clin Psychopharmacol, 2005, 25 (2): 132-140.

[192] Clayton AH, Kornstein SG, Rosas G, et al. An integrated analysis of the safety and tolerability of desvenlafaxine compared with placebo in the treatment of major depressive disorder. CNS Spectr, 2009, 14 (4): 183-195.

[193] Thase ME. Effects of venlafaxine on blood pressure: a meta-analysis of

original data from 3744 depressed patients. J Clin Psychiatry, 1998, 59 (10): 502-508.

[194] Cipriani A, Brambilla P, Furukawa T, et al. Fluoxetine versus other types of pharmacotherapy for depression. Cochrane Database Syst Rev, 2005 (4): D4185.

[195] Anderson IM. Selective serotonin reuptake inhibitors versus tricyclic antidepressants: a meta-analysis of efficacy and tolerability. J Affect Disord, 2000, 58 (1): 19-36.

[196] Montgomery SA. A meta-analysis of the efficacy and tolerability of paroxetine versus tricyclic antidepressants in the treatment of major depression. Int Clin Psychopharmacol, 2001, 16 (3): 169-178.

[197] Macgillivray S, Arroll B, Hatcher S, et al. Efficacy and tolerability of selective serotonin reuptake inhibitors compared with tricyclic antidepressants in depression treated in primary care: systematic review and meta-analysis. BMJ, 2003, 326 (7397): 1014.

[198] Arroll B, Elley CR, Fishman T, et al. Antidepressants versus placebo for depression in primary care. Cochrane Database Syst Rev, 2009 (3): D7954.

[199] Keller MB. Citalopram therapy for depression: a review of 10 years of European experience and data from U. S. clinical trials. J Clin Psychiatry, 2000, 61 (12): 896-908.

[200] Gartlehner G, Gaynes BN, Hansen RA, et al. Comparative benefits and harms of second-generation antidepressants: background paper for the American College of Physicians. Ann Intern Med, 2008, 149 (10): 734-750.

[201] Kennedy SH, Andersen HF, Lam RW. Efficacy of escitalopram in the treatment of major depressive disorder compared with conventional selective serotonin reuptake inhibitors and venlafaxine XR: a meta-analysis. J Psychiatry Neurosci, 2006, 31 (2): 122-131.

[202] Murdoch D, Keam SJ. Escitalopram: a review of its use in the management of major depressive disorder. Drugs, 2005, 65 (16): 2379-2404.

[203] Cipriani A, Furukawa TA, Salanti G, et al. Comparative efficacy and acceptability of 12 new-generation antidepressants: a multiple-treatments meta-analysis. Lancet, 2009, 373 (9665): 746-758.

[204] Cipriani A, Furukawa TA, Geddes JR, et al. Does randomized evidence support sertraline as first-line antidepressant for adults with acute major depression? A systematic review and meta-analysis. J Clin Psychiatry, 2008, 69 (11): 1732-1742.

[205] Kennedy SH, Andersen HF, Thase ME. Escitalopram in the treatment of major depressive disorder: a meta-analysis. Curr Med Res Opin, 2009, 25 (1): 161-175.

[206] Robert P, Montgomery SA. Citalopram in doses of 20-60 mg is effective in depression relapse prevention: a placebo-controlled 6 month study. Int Clin Psychopharmacol, 1995, 10 (Suppl 1): 29-35.

[207] Montgomery SA, Rasmussen JG, Lyby K, et al. Dose response relationship of citalopram 20 mg, citalopram 40 mg and placebo in the treatment of moderate and severe depression. Int Clin Psychopharmacol, 1992, 6 (Suppl 5): 65-70.

[208] Dinan TG. Efficacy and safety of weekly treatment with enteric-coated fluoxetine in patients with major depressive disorder. J Clin Psychiatry, 2001, 62 (Suppl 22): 48-52.

[209] Rapaport MH, Bose A, Zheng H. Escitalopram continuation treatment prevents relapse of depressive episodes. J Clin Psychiatry, 2004, 65 (1): 44-49.

[210] Reimherr FW, Amsterdam JD, Quitkin FM, et al. Optimal length of continuation therapy in depression: a prospective assessment during long-term fluoxetine treatment. Am J Psychiatry, 1998, 155 (9): 1247-1253.

[211] Doogan DP, Caillard V. Sertraline in the prevention of depression. Br J Psychiatry, 1992, 160: 217-222.

[212] Michelson D, Amsterdam JD, Quitkin FM, et al. Changes in weight during a 1-year trial of fluoxetine. Am J Psychiatry, 1999, 156 (8): 1170-1176.

［213］ Montgomery SA, Dunbar G. Paroxetine is better than placebo in relapse prevention and the prophylaxis of recurrent depression. Int Clin Psychopharmacol, 1993, 8 (3): 189-195.

［214］ Schmidt ME, Fava M, Robinson JM, et al. The efficacy and safety of a new enteric-coated formulation of fluoxetine given once weekly during the continuation treatment of major depressive disorder. J Clin Psychiatry, 2000, 61 (11): 851-857.

［215］ Lepine JP, Caillard V, Bisserbe JC, et al. A randomized, placebo-controlled trial of sertraline for prophylactic treatment of highly recurrent major depressive disorder. Am J Psychiatry, 2004, 161 (5): 836-842.

［216］ Franchini L, Gasperini M, Zanardi R, et al. Four-year follow-up study of sertraline and fluvoxamine in long-term treatment of unipolar subjects with high recurrence rate. J Affect Disord, 2000, 58 (3): 233-236.

［217］ Kornstein SG. Maintenance therapy to prevent recurrence of depression: summary and implications of the PREVENT study. Expert Rev Neurother, 2008, 8 (5): 737-742.

［218］ Hochstrasser B, Isaksen PM, Koponen H, et al. Prophylactic effect of citalopram in unipolar, recurrent depression: placebo-controlled study of maintenance therapy. Br J Psychiatry, 2001, 178: 304-310.

［219］ Nakagawa A, Watanabe N, Omori IM, et al. Efficacy and tolerability of milnacipran in the treatment of major depression in comparison with other antidepressants: a systematic review and meta-analysis. CNS Drugs, 2008, 22 (7): 587-602.

［220］ Smith D, Dempster C, Glanville J, et al. Efficacy and tolerability of venlafaxine compared with selective serotonin reuptake inhibitors and other antidepressants: a meta-analysis. Br J Psychiatry, 2002, 180: 396-404.

［221］ Bauer M, Tharmanathan P, Volz HP, et al. The effect of venlafaxine compared with other antidepressants and placebo in the treatment of major depression: a meta-analysis. Eur Arch Psychiatry Clin Neurosci, 2009, 259 (3): 172-185.

[222] Papakostas GI, Fava M. A meta-analysis of clinical trials comparing milnacipran, a serotonin-norepinephrine reuptake inhibitor, with a selective serotonin reuptake inhibitor for the treatment of major depressive disorder. Eur Neuropsychopharmacol, 2007, 17（1）: 32-36.

[223] Agency for Healthcare Policy Research: Evidence Report on Treatment of Depression-Newer Pharmacotherapies. San Antonio Evidence-Based Practice Center. Washington DC: AHCPR, Evidence-Based Practice Centers, 1999.

[224] Nemeroff CB, Entsuah R, Benattia I, et al. Comprehensive analysis of remission（COMPARE）with venlafaxine versus SSRIs. Biol Psychiatry, 2008, 63（4）: 424-434.

[225] Thase ME, Pritchett YL, Ossanna MJ, et al. Efficacy of duloxetine and selective serotonin reuptake inhibitors: comparisons as assessed by remission rates in patients with major depressive disorder. J Clin Psychopharmacol, 2007, 27（6）: 672-676.

[226] de Silva VA, Hanwella R. Efficacy and tolerability of venlafaxine versus specific serotonin reuptake inhibitors in treatment of major depressive disorder: a meta-analysis of published studies. Int Clin Psychopharmacol, 2012, 27（1）: 8-16.

[227] Schueler YB, Koesters M, Wieseler B, et al. A systematic review of duloxetine and venlafaxine in major depression, including unpublished data. Acta Psychiatr Scand, 2011, 123（4）: 247-265.

[228] Cipriani A, Koesters M, Furukawa TA, et al. Duloxetine versus other anti-depressive agents for depression. Cochrane Database Syst Rev, 2012, 10: D6533.

[229] Rickels K, Montgomery SA, Tourian KA, et al. Desvenlafaxine for the prevention of relapse in major depressive disorder: results of a randomized trial. J Clin Psychopharmacol, 2010, 30（1）: 18-24.

[230] Perahia DG, Gilaberte I, Wang F, et al. Duloxetine in the prevention of relapse of major depressive disorder: double-blind placebo-controlled study. Br J Psychiatry, 2006, 188: 346-353.

[231] Fava M, Detke MJ, Balestrieri M, et al. Management of depression

relapse: re-initiation of duloxetine treatment or dose increase. J Psychiatr Res, 2006, 40 (4): 328-336.

[232] Perahia DG, Maina G, Thase ME, et al. Duloxetine in the prevention of depressive recurrences: a randomized, double-blind, placebo-controlled trial. J Clin Psychiatry, 2009, 70 (5): 706-716.

[233] Rouillon F, Warner B, Pezous N, et al. Milnacipran efficacy in the prevention of recurrent depression: a 12-month placebo-controlled study. Milnacipran recurrence prevention study group. Int Clin Psychopharmacol, 2000, 15 (3): 133-140.

[234] Kocsis JH, Thase ME, Trivedi MH, et al. Prevention of recurrent episodes of depression with venlafaxine ER in a 1-year maintenance phase from the PREVENT Study. J Clin Psychiatry, 2007, 68 (7): 1014-1023.

[235] Claghorn JL, Lesem MD. A double-blind placebo-controlled study of Org 3770 in depressed outpatients. J Affect Disord, 1995, 34 (3): 165-171.

[236] Holm KJ, Markham A. Mirtazapine: a review of its use in major depression. Drugs, 1999, 57 (4): 607-631.

[237] Benkert O, Szegedi A, Philipp M, et al. Mirtazapine orally disintegrating tablets versus venlafaxine extended release: a double-blind, randomized multicenter trial comparing the onset of antidepressant response in patients with major depressive disorder. J Clin Psychopharmacol, 2006, 26 (1): 75-78.

[238] Guelfi JD, Ansseau M, Timmerman L, et al. Mirtazapine versus venlafaxine in hospitalized severely depressed patients with melancholic features. J Clin Psychopharmacol, 2001, 21 (4): 425-431.

[239] Kasper S. Clinical efficacy of mirtazapine: a review of meta-analyses of pooled data. Int Clin Psychopharmacol, 1995, 10 (Suppl 4): 25-35.

[240] Papakostas GI, Homberger CH, Fava M. A meta-analysis of clinical trials comparing mirtazapine with selective serotonin reuptake inhibitors for the treatment of major depressive disorder. J Psychopharmacol, 2008, 22 (8): 843-848.

[241] Watanabe N, Omori IM, Nakagawa A, et al. Mirtazapine versus other antidepressants in the acute-phase treatment of adults with major depression: systematic review and meta-analysis. J Clin Psychiatry, 2008, 69 (9): 1404-1415.

[242] Thase ME, Nierenberg AA, Keller MB, et al. Efficacy of mirtazapine for prevention of depressive relapse: a placebo-controlled double-blind trial of recently remitted high-risk patients. J Clin Psychiatry, 2001, 62 (10): 782-788.

[243] Moreira R. The efficacy and tolerability of bupropion in the treatment of major depressive disorder. Clin Drug Investig, 2011, 31 (Suppl 1): 5-17.

[244] Gartlehner G, Hansen RA, Morgan LC, et al. Second-Generation Antidepressants in the Pharmacologic Treatment of Adult Depression: An Update of the 2007 Comparative Effectiveness Review. Rockville MD. Agency for Healthcare Research and Quality (US), 2011.

[245] Papakostas GI, Stahl SM, Krishen A, et al. Efficacy of bupropion and the selective serotonin reuptake inhibitors in the treatment of major depressive disorder with high levels of anxiety (anxious depression): a pooled analysis of 10 studies. J Clin Psychiatry, 2008, 69 (8): 1287-1292.

[246] Papakostas GI, Nutt DJ, Hallett LA, et al. Resolution of sleepiness and fatigue in major depressive disorder: A comparison of bupropion and the selective serotonin reuptake inhibitors. Biol Psychiatry, 2006, 60 (12): 1350-1355.

[247] Li Z, Maglione M, Tu W, et al. Meta-analysis: pharmacologic treatment of obesity. Ann Intern Med, 2005, 142 (7): 532-546.

[248] Weihs KL, Houser TL, Batey SR, et al. Continuation phase treatment with bupropion SR effectively decreases the risk for relapse of depression. Biol Psychiatry, 2002, 51 (9): 753-761.

[249] Fava M, Rush AJ, Thase ME, et al. 15 years of clinical experience with bupropion HCl: from bupropion to bupropion SR to bupropion XL. Prim Care Companion J Clin Psychiatry, 2005, 7 (3): 106-113.

[250] Koesters M, Guaiana G, Cipriani A, et al. Agomelatine efficacy and acceptability revisited: systematic review and meta-analysis of published and unpublished randomised trials. Br J Psychiatry, 2013, 203 (3): 179-187.

[251] Taylor D, Sparshatt A, Varma S, et al. Antidepressant efficacy of agomelatine: meta-analysis of published and unpublished studies. BMJ, 2014, 348: g1888.

[252] Goodwin GM, Emsley R, Rembry S, et al. Agomelatine prevents relapse in patients with major depressive disorder without evidence of a discontinuation syndrome: a 24-week randomized, double-blind, placebo-controlled trial. J Clin Psychiatry, 2009, 70 (8): 1128-1137.

[253] Kennedy SH, Rizvi S, Fulton K, et al. A double-blind comparison of sexual functioning, antidepressant efficacy, and tolerability between agomelatine and venlafaxine XR. J Clin Psychopharmacol, 2008, 28 (3): 329-333.

[254] Demyttenaere K, Corruble E, Hale A, et al. A pooled analysis of six month comparative efficacy and tolerability in four randomized clinical trials: agomelatine versus escitalopram, fluoxetine, and sertraline. CNS Spectr, 2013, 18 (3): 163-170.

[255] Kasper S, Hajak G, Wulff K, et al. Efficacy of the novel antidepressant agomelatine on the circadian rest-activity cycle and depressive and anxiety symptoms in patients with major depressive disorder: a randomized, double-blind comparison with sertraline. J Clin Psychiatry, 2010, 71 (2): 109-120.

[256] Lemoine P, Guilleminault C, Alvarez E. Improvement in subjective sleep in major depressive disorder with a novel antidepressant, agomelatine: randomized, double-blind comparison with venlafaxine. J Clin Psychiatry, 2007, 68 (11): 1723-1732.

[257] Wakeling A. Efficacy and side effects of mianserin, a tetracyclic antidepressant. Postgrad Med J, 1983, 59 (690): 229-231.

[258] Barbui C, Guaiana G, Hotopf M. Amitriptyline for inpatients and SSRIs for outpatients with depression? Systematic review and meta-regression

analysis. Pharmacopsychiatry, 2004, 37（3）: 93-97.

［259］Arroll B, Macgillivray S, Ogston S, et al. Efficacy and tolerability of tricyclic antidepressants and SSRIs compared with placebo for treatment of depression in primary care: a meta-analysis. Ann Fam Med, 2005, 3（5）: 449-456.

［260］Cunningham LA, Borison RL, Carman JS, et al. A comparison of venlafaxine, trazodone, and placebo in major depression. J Clin Psychopharmacol, 1994, 14（2）: 99-106.

［261］Mendelson WB. A review of the evidence for the efficacy and safety of trazodone in insomnia. J Clin Psychiatry, 2005, 66（4）: 469-476.

［262］Waintraub L, Septien L, Azoulay P. Efficacy and safety of tianeptine in major depression: evidence from a 3-month controlled clinical trial versus paroxetine. CNS Drugs, 2002, 16（1）: 65-75.

［263］Eyding D, Lelgemann M, Grouven U, et al. Reboxetine for acute treatment of major depression: systematic review and meta-analysis of published and unpublished placebo and selective serotonin reuptake inhibitor controlled trials. BMJ, 2010, 341: c4737.

［264］Thase ME, Trivedi MH, Rush AJ. MAOIs in the contemporary treatment of depression. Neuropsychopharmacology, 1995, 12（3）: 185-219.

［265］Quitkin F, Rifkin A, Klein DF. Monoamine oxidase inhibitors. A review of antidepressant effectiveness. Arch Gen Psychiatry, 1979, 36（7）: 749-760.

［266］Angst J, Amrein R, Stabl M. Moclobemide and tricyclic antidepressants in severe depression: meta-analysis and prospective studies. J Clin Psychopharmacol, 1995, 15（4 Suppl 2）: 16S-23S.

［267］Mulrow CD, Williams JJ, Trivedi M, et al. Treatment of depression--newer pharmacotherapies. Psychopharmacol Bull, 1998, 34（4）: 409-795.

［268］Linde K, Ramirez G, Mulrow CD, et al. St John's wort for depression--an overview and meta-analysis of randomised clinical trials. BMJ, 1996, 313（7052）: 253-258.

［269］Linde K, Mulrow CD, Berner M, et al. St John's wort for depression.

Cochrane Database Syst Rev, 2005, (2): D448.

[270] Linde K, Berner MM, Kriston L. St John's wort for major depression. Cochrane Database Syst Rev, 2008, (4): D448.

[271] 姜荣环, 杜波, 张鸿燕, 等. 开郁安神胶囊治疗轻中度抑郁症多中心随机双盲平行对照临床试验. 中国临床药理学杂志, 2006, 22 (1): 15-17.

[272] 杜波, 张鸿燕, 黄淑贞, 等. 安佳欣胶囊治疗轻中度抑郁症疗效和安全性研究. 中国新药杂志, 2007, 16 (9): 719-723.

[273] 孙新宇, 陈爱琴, 许秀峰, 等. 舒肝解郁胶囊治疗轻中度抑郁症的随机双盲安慰剂对照研究. 中国新药杂志, 2009, 18 (5): 413-416, 457.

[274] 王雪芹, 张鸿燕, 舒良, 等. 巴戟天寡糖胶囊治疗轻、中度抑郁症的疗效和安全性. 中国新药杂志, 2009, 33 (9): 802-805, 843.

[275] 孔庆梅, 舒良, 张鸿燕, 等. 巴戟天寡糖胶囊治疗抑郁症的临床疗效与安全性. 中国临床药理学杂志, 2011, 27 (3): 170-173.

[276] Brambilla P, Cipriani A, Hotopf M, et al. Side-effect profile of fluoxetine in comparison with other SSRIs, tricyclic and newer antidepressants: a meta-analysis of clinical trial data. Pharmacopsychiatry, 2005, 38 (2): 69-77.

[277] Caley CF. Extrapyramidal reactions and the selective serotonin-reuptake inhibitors. Ann Pharmacother, 1997, 31 (12): 1481-1489.

[278] Balon R, Segraves RT. Survey of treatment practices for sexual dysfunction (s) associated with anti-depressants. J Sex Marital Ther, 2008, 34 (4): 353-365.

[279] Leo RJ. Movement disorders associated with the serotonin selective reuptake inhibitors. J Clin Psychiatry, 1996, 57 (10): 449-454.

[280] Hartikainen S, Lonnroos E, Louhivuori K. Medication as a risk factor for falls: critical systematic review. J Gerontol A Biol Sci Med Sci, 2007, 62 (10): 1172-1181.

[281] Papakostas GI. Limitations of contemporary antidepressants: tolerability. J Clin Psychiatry, 2007, 68 (Suppl 10): 11-17.

[282] Nakagawa A, Watanabe N, Omori IM, et al. Efficacy and tolerability of

milnacipran in the treatment of major depression in comparison with other antidepressants: a systematic review and meta-analysis. CNS Drugs, 2008, 22 (7): 587-602.

[283] Watanabe N, Omori IM, Nakagawa A, et al. Mirtazapine versus other antidepressive agents for depression. Cochrane Database Syst Rev, 2011 (12): D6528.

[284] Davis R, Wilde M. Mirtazapine. CNS Drugs, 1996, 5 (5): 389-402.

[285] Dolder CR, Nelson M, Snider M. Agomelatine treatment of major depressive disorder. Ann Pharmacother, 2008, 42 (12): 1822-1831.

[286] Kasper S, Hale A, Lemoine P. P. 2. c. 016 Superior efficacy results of agomelatine versus main current SSRI/SNRI antidepressants in a pooled-analysis. Eur Neuropsychopharmacol, 2009, 19 (Suppl): S412-S413.

[287] Shores MM, Pascualy M, Veith RC. Major Depression and Heart Disease: Treatment Trials. Semin Clin Neuropsychiatry, 1998, 3 (2): 87-101.

[288] Roose SP, Miyazaki M. Pharmacologic treatment of depression in patients with heart disease. Psychosom Med, 2005, 67 (Suppl 1): S54-S57.

[289] Deshmukh R, Franco K. Managing weight gain as a side effect of antidepressant therapy. Cleve Clin J Med, 2003, 70 (7): 614, 616, 618.

[290] Ruffmann C, Bogliun G, Beghi E. Epileptogenic drugs: a systematic review. Expert Rev Neurother, 2006, 6 (4): 575-589.

[291] Garvey MJ, Tollefson GD. Occurrence of myoclonus in patients treated with cyclic antidepressants. Arch Gen Psychiatry, 1987, 44 (3): 269-272.

[292] Thompson JJ, Ware MR, Blashfield RK. Psychotropic medication and priapism: a comprehensive review. J Clin Psychiatry, 1990, 51 (10): 430-433.

[293] Dobrek L, Thor PJ. Pathophysiological concepts of functional dyspepsia and irritable bowel syndrome future pharmacotherapy. Acta Pol Pharm, 2009, 66 (5): 447-460.

[294] Liu Q, Wong-Riley MT. Postnatal changes in the expressions of serotonin

1A, 1B, and 2A receptors in ten brain stem nuclei of the rat: implication for a sensitive period. Neuroscience, 2010, 165 (1): 61-78.

[295] Boyer EW, Shannon M. The serotonin syndrome. N Engl J Med, 2005, 352 (11): 1112-1120.

[296] Sternbach H. The serotonin syndrome. Am J Psychiatry, 1991, 148 (6): 705-713.

[297] Radomski JW, Dursun SM, Reveley MA, et al. An exploratory approach to the serotonin syndrome: an update of clinical phenomenology and revised diagnostic criteria. Med Hypotheses, 2000, 55 (3): 218-224.

[298] Dunkley EJ, Isbister GK, Sibbritt D, et al. The Hunter Serotonin Toxicity Criteria: simple and accurate diagnostic decision rules for serotonin toxicity. QJM, 2003, 96 (9): 635-642.

[299] Opere CA, Ford K, Zhao M, et al. Regulation of neurotransmitter release from ocular tissues by isoprostanes. Methods Find Exp Clin Pharmacol, 2008, 30 (9): 697-701.

[300] Leng G, Ludwig M. Neurotransmitters and peptides: whispered secrets and public announcements. J Physiol, 2008, 586 (Pt 23): 5625-5632.

[301] Fitzgerald PJ. A neurotransmitter system theory of sexual orientation. J Sex Med, 2008, 5 (3): 746-748.

[302] Ables AZ, Nagubilli R. Prevention, recognition, and management of serotonin syndrome. Am Fam Physician, 2010, 81 (9): 1139-1142.

[303] Haddad PM, Anderson IM. Recognising and managing antidepressant discontinuation symptoms. Advances in Psychiatric Treatment, 2007, 13 (6): 447-457.

[304] Perahia DG, Pritchett YL, Kajdasz DK, et al. A randomized, double-blind comparison of duloxetine and venlafaxine in the treatment of patients with major depressive disorder. J Psychiatr Res, 2008, 42 (1): 22-34.

[305] Healy D. Lines of evidence on the risks of suicide with selective serotonin reuptake inhibitors. Psychother Psychosom, 2003, 72 (2): 71-79.

[306] Hammad TA, Laughren T, Racoosin J. Suicidality in pediatric patients

treated with antidepressant drugs. Arch Gen Psychiatry, 2006, 63 (3):
332-339.

[307] Bridge JA, Iyengar S, Salary CB, et al. Clinical response and risk for
reported suicidal ideation and suicide attempts in pediatric antidepressant
treatment: a meta-analysis of randomized controlled trials. JAMA, 2007,
297 (15): 1683-1696.

[308] Friedman RA, Leon AC. Expanding the black box - depression,
antidepressants, and the risk of suicide. N Engl J Med, 2007, 356
(23): 2343-2346.

[309] Gibbons RD, Brown CH, Hur K, et al. Relationship between
antidepressants and suicide attempts: an analysis of the Veterans Health
Administration data sets. Am J Psychiatry, 2007, 164 (7):
1044-1049.

[310] Barbui C, Esposito E, Cipriani A. Selective serotonin reuptake inhibitors
and risk of suicide: a systematic review of observational studies. CMAJ,
2009, 180 (3): 291-297.

[311] Hammad TA, Laughren TP, Racoosin JA. Suicide rates in short-term
randomized controlled trials of newer antidepressants. J Clin
Psychopharmacol, 2006, 26 (2): 203-207.

[312] Gibbons RD, Hur K, Bhaumik DK, et al. The relationship between
antidepressant prescription rates and rate of early adolescent suicide. Am
J Psychiatry, 2006, 163 (11): 1898-1904.

[313] Deshauer D. Venlafaxine (Effexor): concerns about increased risk of
fatal outcomes in overdose. CMAJ, 2007, 176 (1): 39-40.

[314] Cuijpers P, Berking M, Andersson G, et al. A meta-analysis of
cognitive-behavioural therapy for adult depression, alone and in
comparison with other treatments. Can J Psychiatry, 2013, 58 (7):
376-385.

[315] Cuijpers P, van Straten A, Andersson G, et al. Psychotherapy for
depression in adults: a meta-analysis of comparative outcome studies. J
Consult Clin Psychol, 2008, 76 (6): 909-922.

[316] Jakobsen JC, Hansen JL, Simonsen S, et al. Effects of cognitive therapy

versus interpersonal psychotherapy in patients with major depressive disorder: a systematic review of randomized clinical trials with meta-analyses and trial sequential analyses. Psychol Med, 2012, 42 (7): 1343-1357.

[317] Piet J, Hougaard E. The effect of mindfulness-based cognitive therapy for prevention of relapse in recurrent major depressive disorder: a systematic review and meta-analysis. Clin Psychol Rev, 2011, 31 (6): 1032-1040.

[318] Harrington R, Whittaker J, Shoebridge P, et al. Systematic review of efficacy of cognitive behaviour therapies in childhood and adolescent depressive disorder. BMJ, 1998, 316 (7144): 1559-1563.

[319] Strachowski D, Khaylis A, Conrad A, et al. The effects of cognitive behavior therapy on depression in older patients with cardiovascular risk. Depress Anxiety, 2008, 25 (8): E1-E10.

[320] Page AC, Hooke GR. Outcomes for depressed and anxious inpatients discharged before or after group cognitive behavior therapy: a naturalistic comparison. J Nerv Ment Dis, 2003, 191 (10): 653-659.

[321] Shapiro DA, Barkham M, Rees A, et al. Effects of treatment duration and severity of depression on the effectiveness of cognitive-behavioral and psychodynamic-interpersonal psychotherapy. J Consult Clin Psychol, 1994, 62 (3): 522-534.

[322] Gloaguen V, Cottraux J, Cucherat M, et al. A meta-analysis of the effects of cognitive therapy in depressed patients. J Affect Disord, 1998, 49 (1): 59-72.

[323] Thase ME, Friedman ES, Biggs MM, et al. Cognitive therapy versus medication in augmentation and switch strategies as second-step treatments: a STAR * D report. Am J Psychiatry, 2007, 164 (5): 739-752.

[324] Lipsitz JD, Markowitz JC. Mechanisms of change in interpersonal therapy (IPT). Clin Psychol Rev, 2013, 33 (8): 1134-1147.

[325] Aldenhoff J. CS05-01 - Interpersonal therapy. European Psychiatry, 2011, 26 (Suppl): 1782.

[326] Miller MD. Using interpersonal therapy (IPT) with older adults today and tomorrow: a review of the literature and new developments. Curr Psychiatry Rep, 2008, 10 (1): 16-22.

[327] Klier CM, Muzik M, Rosenblum KL, et al. Interpersonal psychotherapy adapted for the group setting in the treatment of postpartum depression. J Psychother Pract Res, 2001, 10 (2): 124-131.

[328] Elkin I, Shea MT, Watkins JT, et al. National Institute of Mental Health Treatment of Depression Collaborative Research Program. General effectiveness of treatments. Arch Gen Psychiatry, 1989, 46 (11): 971-982, 983.

[329] de Mello MF, de Jesus MJ, Bacaltchuk J, et al. A systematic review of research findings on the efficacy of interpersonal therapy for depressive disorders. Eur Arch Psychiatry Clin Neurosci, 2005, 255 (2): 75-82.

[330] Kriston L, von Wolff A, Westphal A, et al. Efficacy and acceptability of acute treatments for persistent depressive disorder: a network meta-analysis. Depress Anxiety, 2014, 31 (8): 621-630.

[331] Weinstock LM, Munroe MK, Miller IW. Behavioral activation for the treatment of atypical depression: a pilot open trial. Behav Modif, 2011, 35 (4): 403-424.

[332] Turner AP, Jakupcak M. Behavioral activation for treatment of PTSD and depression in an Iraqi combat veteran with multiple physical injuries. Behav Cogn Psychother, 2010, 38 (3): 355-361.

[333] Dimidjian S, Hollon SD, Dobson KS, et al. Randomized trial of behavioral activation, cognitive therapy, and antidepressant medication in the acute treatment of adults with major depression. J Consult Clin Psychol, 2006, 74 (4): 658-670.

[334] Dobson KS, Hollon SD, Dimidjian S, et al. Randomized trial of behavioral activation, cognitive therapy, and antidepressant medication in the prevention of relapse and recurrence in major depression. J Consult Clin Psychol, 2008, 76 (3): 468-477.

[335] Sturmey P. Behavioral activation is an evidence-based treatment for depression. Behav Modif, 2009, 33 (6): 818-829.

[336] Cuijpers P, van Straten A, Warmerdam L. Behavioral activation treatments of depression: a meta-analysis. Clin Psychol Rev, 2007, 27 (3): 318-326.

[337] Ryba MM, Lejuez CW, Hopko DR. Behavioral activation for depressed breast cancer patients: the impact of therapeutic compliance and quantity of activities completed on symptom reduction. J Consult Clin Psychol, 2014, 82 (2): 325-335.

[338] Leichsenring F, Rabung S. Effectiveness of long-term psychodynamic psychotherapy: a meta-analysis. JAMA, 2008, 300 (13): 1551-1565.

[339] Pinquart M, Duberstein PR, Lyness JM. Effects of psychotherapy and other behavioral interventions on clinically depressed older adults: a meta-analysis. Aging Ment Health, 2007, 11 (6): 645-657.

[340] Svartberg M, Stiles TC. Comparative effects of short-term psychodynamic psychotherapy: a meta-analysis. J Consult Clin Psychol, 1991, 59 (5): 704-714.

[341] Cabaniss DL, Roose SP. Psychoanalysis and psychopharmacology: new research, new paradigms. Clin Neurosci Res, 2005, 4 (5-6): 399-403.

[342] Knekt P, Lindfors O, Laaksonen MA, et al. Quasi-experimental study on the effectiveness of psychoanalysis, long-term and short-term psychotherapy on psychiatric symptoms, work ability and functional capacity during a 5-year follow-up. J Affect Disord, 2011, 132 (1-2): 37-47.

[343] Leichsenring F, Klein S. Evidence for psychodynamic psychotherapy in specific mental disorders: a systematic review. Psychoanalytic Psychotherapy, 2014, 28 (1): 4-32.

[344] Barbato A, D'Avanzo B. Marital therapy for depression. Cochrane Database Syst Rev, 2006, (2): D4188.

[345] Barbato A, D'Avanzo B. Efficacy of couple therapy as a treatment for depression: a meta-analysis. Psychiatr Q, 2008, 79 (2): 121-132.

[346] Tuerk EH, Mccart MR, Henggeler SW. Collaboration in family therapy. J Clin Psychol, 2012, 68 (2): 168-178.

[347] Hsu HC, Li FY. P-1145 - Family therapy preventing the recurrent major depression with borderline personality patient against recurrent episode: a case series. Eur Psychiatry, 2012, 27 (Suppl): 1.

[348] Trowell J, Joffe I, Campbell J, et al. Childhood depression: a place for psychotherapy. An outcome study comparing individual psychodynamic psychotherapy and family therapy. Eur Child Adolesc Psychiatry, 2007, 16 (3): 157-167.

[349] Krishna M, Honagodu A, Rajendra R, et al. A systematic review and meta-analysis of group psychotherapy for sub-clinical depression in older adults. Int J Geriatr Psychiatry, 2013, 28 (9): 881-888.

[350] Feng CY, Chu H, Chen CH, et al. The effect of cognitive behavioral group therapy for depression: a meta-analysis 2000 - 2010. Worldviews Evid Based Nurs, 2012, 9 (1): 2-17.

[351] Bright JI, Baker KD, Neimeyer RA. Professional and paraprofessional group treatments for depression: a comparison of cognitive-behavioral and mutual support interventions. J Consult Clin Psychol, 1999, 67 (4): 491-501.

[352] Veltro FEA. Effectiveness of cognitive-behavioural group therapy for inpatients: A 4-year follow-up study. Italian Journal of Psychopathology, 2007, 13 (4): 497-503.

[353] Lemmens GM, Eisler I, Buysse A, et al. The effects on mood of adjunctive single-family and multi-family group therapy in the treatment of hospitalized patients with major depression. A 15-month follow-up study. Psychother Psychosom, 2009, 78 (2): 98-105.

[354] Arean P, Hegel M, Vannoy S, et al. Effectiveness of problem-solving therapy for older, primary care patients with depression: results from the IMPACT project. Gerontologist, 2008, 48 (3): 311-323.

[355] Spek V, Cuijpers P, Nyklicek I, et al. Internet-based cognitive behaviour therapy for symptoms of depression and anxiety: a meta-analysis. Psychol Med, 2007, 37 (3): 319-328.

[356] Andersson G, Bergstrom J, Hollandare F, et al. Internet-based self-help for depression: randomised controlled trial. Br J Psychiatry, 2005, 187:

456-461.

[357] Datto CJ, Thompson R, Horowitz D, et al. The pilot study of a telephone disease management program for depression. Gen Hosp Psychiatry, 2003, 25 (3): 169-177.

[358] Simon GE, Ludman EJ, Tutty S, et al. Telephone psychotherapy and telephone care management for primary care patients starting antidepressant treatment: a randomized controlled trial. JAMA, 2004, 292 (8): 935-942.

[359] Cuijpers P, van Straten A, Warmerdam L, et al. Psychotherapy versus the combination of psychotherapy and pharmacotherapy in the treatment of depression: a meta-analysis. Depress Anxiety, 2009, 26 (3): 279-288.

[360] Pampallona S, Bollini P, Tibaldi G, et al. Combined pharmacotherapy and psychological treatment for depression: a systematic review. Arch Gen Psychiatry, 2004, 61 (7): 714-719.

[361] Hollon SD, Derubeis RJ, Shelton RC, et al. Prevention of relapse following cognitive therapy vs medications in moderate to severe depression. Arch Gen Psychiatry, 2005, 62 (4): 417-422.

[362] van Zoonen K, Buntrock C, Ebert DD, et al. Preventing the onset of major depressive disorder: a meta-analytic review of psychological interventions. Int J Epidemiol, 2014, 43 (2): 318-329.

[363] Zhuo C, Yu C. Functional Neuroimaging Changes Subsequent to Electroconvulsive Therapy in Unipolar Depression: A Review of the Literature. J ECT, 2014, 30 (4): 265-274.

[364] American Psychiatric Association. The Practice of Electroconvulsive Therapy: Recommendations for Treatment, Training, and Privileging (A Task Force Report of the American Psychiatric Association), Second Edition. Washington DC: American Psychiatric Association, 2001.

[365] Greenhalgh J, Knight C, Hind D, et al. Clinical and cost-effectiveness of electroconvulsive therapy for depressive illness, schizophrenia, catatonia and mania: systematic reviews and economic modelling studies. Health Technol Assess, 2005, 9 (9): 1-156.

[366] Petrides G, Fink M, Husain MM, et al. ECT remission rates in psychotic versus nonpsychotic depressed patients: a report from CORE. J ECT, 2001, 17 (4): 244-253.

[367] Kellner CH, Fink M, Knapp R, et al. Relief of expressed suicidal intent by ECT: a consortium for research in ECT study. Am J Psychiatry, 2005, 162 (5): 977-982.

[368] Husain MM, Rush AJ, Fink M, et al. Speed of response and remission in major depressive disorder with acute electroconvulsive therapy (ECT): a Consortium for Research in ECT (CORE) report. J Clin Psychiatry, 2004, 65 (4): 485-491.

[369] Riva-Posse P, Hermida AP, Mcdonald WM. The role of electroconvulsive and neuromodulation therapies in the treatment of geriatric depression. Psychiatr Clin North Am, 2013, 36 (4): 607-630.

[370] van der Wurff FB, Stek ML, Hoogendijk WJ, et al. The efficacy and safety of ECT in depressed older adults: a literature review. Int J Geriatr Psychiatry, 2003, 18 (10): 894-904.

[371] Leiknes KA, Cooke MJ, Jarosch-Von SL, et al. Electroconvulsive therapy during pregnancy: a systematic review of case studies. Arch Womens Ment Health, 2015, 18 (1): 1-39.

[372] Spaans HP, Verwijk E, Comijs HC, et al. Efficacy and cognitive side effects after brief pulse and ultrabrief pulse right unilateral electroconvulsive therapy for major depression: a randomized, double-blind, controlled study. J Clin Psychiatry, 2013, 74 (11): e1029-e1036.

[373] Svendsen AM, Miskowiak K, Vinberg M. Risk of long-lasting negative cognitive consequences after electroconvulsive therapy. Ugeskr Laeger, 2013, 175 (44): 2649-2650.

[374] Zilles D, Wolff-Menzler C, Wiltfang J. Electroconvulsive therapy for the treatment of major depression. Nervenarzt, 2015, 86 (5): 549-556.

[375] Leiknes KA, Jarosh-Von SL, Hoie B. Contemporary use and practice of electroconvulsive therapy worldwide. Brain Behav, 2012, 2 (3): 283-344.

[376] Kellner CH, Knapp RG, Petrides G, et al. Continuation electroconvulsive therapy vs pharmacotherapy for relapse prevention in major depression: a multisite study from the Consortium for Research in Electroconvulsive Therapy (CORE). Arch Gen Psychiatry, 2006, 63 (12): 1337-1344.

[377] UK ECT Review Group. Efficacy and safety of electroconvulsive therapy in depressive disorders: a systematic review and meta-analysis. Lancet, 2003, 361 (9360): 799-808.

[378] Pagnin D, de Queiroz V, Pini S, et al. Efficacy of ECT in depression: a meta-analytic review. J ECT, 2004, 20 (1): 13-20.

[379] Eitan R, Lerer B. Nonpharmacological, somatic treatments of depression: electroconvulsive therapy and novel brain stimulation modalities. Dialogues Clin Neurosci, 2006, 8 (2): 241-258.

[380] Mccall WV, Prudic J, Olfson M, et al. Health-related quality of life following ECT in a large community sample. J Affect Disord, 2006, 90 (2-3): 269-274.

[381] Taylor S. Electroconvulsive therapy: a review of history, patient selection, technique, and medication management. South Med J, 2007, 100 (5): 494-498.

[382] Sackeim HA, Prudic J, Devanand DP, et al. A prospective, randomized, double-blind comparison of bilateral and right unilateral electroconvulsive therapy at different stimulus intensities. Arch Gen Psychiatry, 2000, 57 (5): 425-434.

[383] Pulia K, Vaidya P, Jayaram G, et al. ECT treatment outcomes following performance improvement changes. J Psychosoc Nurs Ment Health Serv, 2013, 51 (11): 20-25.

[384] Baghai TC, Marcuse A, Brosch M, et al. The influence of concomitant antidepressant medication on safety, tolerability and clinical effectiveness of electroconvulsive therapy. World J Biol Psychiatry, 2006, 7 (2): 82-90.

[385] Dolenc TJ, Rasmussen KG. The safety of electroconvulsive therapy and lithium in combination: a case series and review of the literature. J ECT,

2005, 21 (3): 165-170.

[386] Rasmussen K. The practice of electroconvulsive therapy: recommendations for treatment, training, and privileging (second edition). J ECT, 2002, 18 (1): 58-59.

[387] Pettinati HM, Stephens SM, Willis KM, et al. Evidence for less improvement in depression in patients taking benzodiazepines during unilateral ECT. Am J Psychiatry, 1990, 147 (8): 1029-1035.

[388] Even C, Schroder CM, Friedman S, et al. Efficacy of light therapy in nonseasonal depression: a systematic review. J Affect Disord, 2008, 108 (1-2): 11-23.

[389] Golden RN, Gaynes BN, Ekstrom RD, et al. The efficacy of light therapy in the treatment of mood disorders: a review and meta-analysis of the evidence. Am J Psychiatry, 2005, 162 (4): 656-662.

[390] Martiny K, Lunde M, Unden M, et al. Adjunctive bright light in non-seasonal major depression: results from patient-reported symptom and well-being scales. Acta Psychiatr Scand, 2005, 111 (6): 453-459.

[391] Goel N, Terman M, Terman JS, et al. Controlled trial of bright light and negative air ions for chronic depression. Psychol Med, 2005, 35 (7): 945-955.

[392] Thaler K, Delivuk M, Chapman A, et al. Second-generation antidepressants for seasonal affective disorder. Cochrane Database Syst Rev, 2011, (12): D8591.

[393] Sohn CH, Lam RW. Update on the biology of seasonal affective disorder. CNS Spectr, 2005, 10 (8): 635-646.

[394] Larun L, Nordheim LV, Ekeland E, et al. Exercise in prevention and treatment of anxiety and depression among children and young people. Cochrane Database Syst Rev, 2006 (3): D4691.

[395] Mead GE, Morley W, Campbell P, et al. Exercise for depression. Cochrane Database Syst Rev, 2008 (4): D4366.

[396] Babyak M, Blumenthal JA, Herman S, et al. Exercise treatment for major depression: maintenance of therapeutic benefit at 10 months. Psychosom Med, 2000, 62 (5): 633-638.

［397］Trivedi MH, Greer TL, Grannemann BD, et al. Exercise as an augmentation strategy for treatment of major depression. J Psychiatr Pract, 2006, 12（4）: 205-213.

［398］Macpherson H, Schroer S. Acupuncture as a complex intervention for depression: a consensus method to develop a standardised treatment protocol for a randomised controlled trial. Complement Ther Med, 2007, 15（2）: 92-100.

［399］Sun H, Zhao H, Ma C, et al. Effects of electroacupuncture on depression and the production of glial cell line-derived neurotrophic factor compared with fluoxetine: a randomized controlled pilot study. J Altern Complement Med, 2013, 19（9）: 733-739.

［400］Zhang ZJ, Ng R, Man SC, et al. Dense cranial electroacupuncture stimulation for major depressive disorder--a single-blind, randomized, controlled study. PLoS One, 2012, 7（1）: e29651.

［401］Qu SS, Huang Y, Zhang ZJ, et al. A 6-week randomized controlled trial with 4-week follow-up of acupuncture combined with paroxetine in patients with major depressive disorder. J Psychiatr Res, 2013, 47（6）: 726-732.

［402］黎波, 杜元灏, 李丹, 等. 基于Meta分析与多指标决策的针刺治疗原发性抑郁症的干预方式研究. 中华中医药杂志, 2014, 29（3）: 923-926.

［403］Songprakun W, Mccann TV. Evaluation of a bibliotherapy manual for reducing psychological distress in people with depression: a randomized controlled trial. J Adv Nurs, 2012, 68（12）: 2674-2684.

［404］范文田, 王旸, 徐清芝. 阅读疗法对抑郁症疗效的观察. 中国行为医学科学, 2006, 15（4）: 336-337.

［405］Kriston L, von Wolff A, Holzel L. Effectiveness of psychotherapeutic, pharmacological, and combined treatments for chronic depression: a systematic review（METACHRON）. BMC Psychiatry, 2010, 10: 95.

［406］Levkovitz Y, Tedeschini E, Papakostas GI. Efficacy of antidepressants for dysthymia: a meta-analysis of placebo-controlled randomized trials. J Clin Psychiatry, 2011, 72（4）: 509-514.

[407] von Wolff A, Holzel LP, Westphal A, et al. Selective serotonin reuptake inhibitors and tricyclic antidepressants in the acute treatment of chronic depression and dysthymia: a systematic review and meta-analysis. J Affect Disord, 2013, 144 (1-2): 7-15.

[408] Ladeira RB, Cunha FT, Salgado JV, et al. Combining venlafaxine and mirtazapine for the treatment of major depression with dysthymia-- "double depression". Rev Bras Psiquiatr, 2008, 30 (3): 299-300.

[409] Hellerstein DJ, Stewart JW, Mcgrath PJ, et al. A randomized controlled trial of duloxetine versus placebo in the treatment of nonmajor chronic depression. J Clin Psychiatry, 2012, 73 (7): 984-991.

[410] Koran LM, Aboujaoude EN, Gamel NN. Duloxetine treatment of dysthymia and double depression: an open-label trial. J Clin Psychiatry, 2007, 68 (5): 761-765.

[411] Markowitz JC, Kocsis JH, Bleiberg KL, et al. A comparative trial of psychotherapy and pharmacotherapy for "pure" dysthymic patients. J Affect Disord, 2005, 89 (1-3): 167-175.

[412] Ebrahimi A, Neshatdoost HT, Mousavi SG, et al. Controlled randomized clinical trial of spirituality integrated psychotherapy, cognitive-behavioral therapy and medication intervention on depressive symptoms and dysfunctional attitudes in patients with dysthymic disorder. Adv Biomed Res, 2013, 2: 53.

[413] Cuijpers P, van Straten A, Schuurmans J, et al. Psychotherapy for chronic major depression and dysthymia: a meta-analysis. Clin Psychol Rev, 2010, 30 (1): 51-62.

[414] Thaler KJ, Morgan LC, Van Noord M, et al. Comparative effectiveness of second-generation antidepressants for accompanying anxiety, insomnia, and pain in depressed patients: a systematic review. Depress Anxiety, 2012, 29 (6): 495-505.

[415] Papakostas GI, Fan H, Tedeschini E. Severe and anxious depression: combining definitions of clinical sub-types to identify patients differentially responsive to selective serotonin reuptake inhibitors. Eur Neuropsychopharmacol, 2012, 22 (5): 347-355.

[416] Laux G, Friede M, Muller WE. Treatment of comorbid anxiety and depression with escitalopram: results of a post-marketing surveillance study. Pharmacopsychiatry, 2013, 46 (1): 16-22.

[417] Schaffer A, Mcintosh D, Goldstein BI, et al. The CANMAT task force recommendations for the management of patients with mood disorders and comorbid anxiety disorders. Ann Clin Psychiatry, 2012, 24 (1): 6-22.

[418] Kim JE, Yoon SJ, Kim J, et al. Efficacy and tolerability of mirtazapine in treating major depressive disorder with anxiety symptoms: an 8-week open-label randomised paroxetine-controlled trial. Int J Clin Pract, 2011, 65 (3): 323-329.

[419] Kishi T, Meltzer HY, Matsuda Y, et al. Azapirone 5-HT1A receptor partial agonist treatment for major depressive disorder: systematic review and meta-analysis. Psychol Med, 2013, 21: 1-15. [Epub ahead of print]

[420] Bech P, Fava M, Trivedi MH, et al. Outcomes on the pharmacopsychometric triangle in bupropion-SR vs. buspirone augmentation of citalopram in the STAR * D trial. Acta Psychiatr Scand, 2012, 125 (4): 342-348.

[421] Nishitsuji K, To H, Murakami Y, et al. Tandospirone in the treatment of generalised anxiety disorder and mixed anxiety-depression: results of a comparatively high dosage trial. Clin Drug Investig, 2004, 24 (2): 121-126.

[422] Rosenberg A, Lenze EJ. More than just a pill. How to include psychosocial approaches sin the treatment of anxiety & depressive disorders. Mo Med, 2013, 110 (6): 517-523.

[423] Wiltsey SS, Toder K, Crits-Cristoph P. New psychotherapies for mood and anxiety disorders. Can J Psychiatry, 2010, 55 (4): 193-201.

[424] van't Hof E, Cuijpers P, Waheed W, et al. Psychological treatments for depression and anxiety disorders in low- and middle- income countries: a meta-analysis. Afr J Psychiatry (Johannesbg), 2011, 14 (3): 200-207.

［425］Watts BV, Groft A. Retrospective evaluation of the dexamethasone suppression test as a predictor of response to electroconvulsive therapy in patients with comorbid major depressive disorder and posttraumatic stress disorder. J ECT, 2010, 26 (3): 213-217.

［426］Beaulieu S, Saury S, Sareen J, et al. The Canadian Network for Mood and Anxiety Treatments (CANMAT) task force recommendations for the management of patients with mood disorders and comorbid substance use disorders. Ann Clin Psychiatry, 2012, 24 (1): 38-55.

［427］Bains J, Birks J, Dening T. Antidepressants for treating depression in dementia. Cochrane Database Syst Rev, 2002, (4): D3944.

［428］Thompson S, Herrmann N, Rapoport MJ, et al. Efficacy and safety of antidepressants for treatment of depression in Alzheimer's disease: a metaanalysis. Can J Psychiatry, 2007, 52 (4): 248-255.

［429］Lyketsos CG, Delcampo L, Steinberg M, et al. Treating depression in Alzheimer disease: efficacy and safety of sertraline therapy, and the benefits of depression reduction: the DIADS. Arch Gen Psychiatry, 2003, 60 (7): 737-746.

［430］American Psychiatric Association. Practice guideline for the treatment of patients with major depressive disorder, third edition. Rockville MD. Agency for Healthcare Research and Quality (AHRQ), 2010.

［431］Orgeta V, Qazi A, Spector AE, et al. Psychological treatments for depression and anxiety in dementia and mild cognitive impairment. Cochrane Database Syst Rev, 2014, 1: D9125.

［432］Christopher EJ. Electroconvulsive therapy in the medically ill. Curr Psychiatry Rep, 2003, 5 (3): 225-230.

［433］Ingenhoven T, Lafay P, Rinne T, et al. Effectiveness of pharmacotherapy for severe personality disorders: meta-analyses of randomized controlled trials. J Clin Psychiatry, 2010, 71 (1): 14-25.

［434］Zavodnick AD, Ali R. Lamotrigine in the treatment of unipolar depression with and without comorbidities: a literature review. Psychiatr Q, 2012, 83 (3): 371-383.

［435］Lieb K, Vollm B, Rucker G, et al. Pharmacotherapy for borderline personality disorder: Cochrane systematic review of randomised trials. Br J Psychiatry, 2010, 196 (1): 4-12.

[436] Rosenbluth M, Macqueen G, Mcintyre RS, et al. The Canadian Network for Mood and Anxiety Treatments (CANMAT) task force recommendations for the management of patients with mood disorders and comorbid personality disorders. Ann Clin Psychiatry, 2012, 24 (1): 56-68.

[437] Tang TZ, Derubeis RJ, Hollon SD, et al. Personality change during depression treatment: a placebo-controlled trial. Arch Gen Psychiatry, 2009, 66 (12): 1322-1330.

[438] Paris J. Effectiveness of different psychotherapy approaches in the treatment of borderline personality disorder. Curr Psychiatry Rep, 2010, 12 (1): 56-60.

[439] Giesen-Bloo J, van Dyck R, Spinhoven P, et al. Outpatient psychotherapy for borderline personality disorder: randomized trial of schema-focused therapy vs transference-focused psychotherapy. Arch Gen Psychiatry, 2006, 63 (6): 649-658.

[440] Hadjipavlou G, Ogrodniczuk JS. Promising psychotherapies for personality disorders. Can J Psychiatry, 2010, 55 (4): 202-210.

[441] Zanarini MC. Psychotherapy of borderline personality disorder. Acta Psychiatr Scand, 2009, 120 (5): 373-377.

[442] Gescher DM, Malevani J. Electroconvulsive therapy for major depression in borderline personality disorder. Fortschr Neurol Psychiatr, 2012, 80 (3): 141-148.

[443] Gescher DM, Cohen S, Ruttmann A, et al. ECT revisited: impact on major depression in borderline personality disorder. Aust N Z J Psychiatry, 2011, 45 (11): 1003-1004.

[444] American PA. Treatment of patients with eating disorders, third edition. American Psychiatric Association. Am J Psychiatry, 2006, 163 (7 Suppl): 4-54.

[445] Mcelroy SL, Hudson JI, Malhotra S, et al. Citalopram in the treatment of binge-eating disorder: a placebo-controlled trial. J Clin Psychiatry, 2003, 64 (7): 807-813.

[446] Guerdjikova AI, Mcelroy SL, Kotwal R, et al. High-dose escitalopram in the treatment of binge-eating disorder with obesity: a placebo-controlled monotherapy trial. Hum Psychopharmacol, 2008, 23 (1): 1-11.

[447] Aigner M, Treasure J, Kaye W, et al. World Federation of Societies of Biological Psychiatry (WFSBP) guidelines for the pharmacological treatment of eating disorders. World J Biol Psychiatry, 2011, 12 (6): 400-443.

[448] Guerdjikova AI, Mcelroy SL, Welge JA, et al. Lamotrigine in the treatment of binge-eating disorder with obesity: a randomized, placebo-controlled monotherapy trial. Int Clin Psychopharmacol, 2009, 24 (3): 150-158.

[449] Kotwal R, Guerdjikova A, Mcelroy SL, et al. Lithium augmentation of topiramate for bipolar disorder with comorbid binge eating disorder and obesity. Hum Psychopharmacol, 2006, 21 (7): 425-431.

[450] Mcelroy SL, Guerdjikova AI, Martens B, et al. Role of antiepileptic drugs in the management of eating disorders. CNS Drugs, 2009, 23 (2): 139-156.

[451] Starkstein SE, Mizrahi R, Power BD. Antidepressant therapy in post-stroke depression. Expert Opin Pharmacother, 2008, 9 (8): 1291-1298.

[452] Murray V, von Arbin M, Bartfai A, et al. Double-blind comparison of sertraline and placebo in stroke patients with minor depression and less severe major depression. J Clin Psychiatry, 2005, 66 (6): 708-716.

[453] Robinson RG, Jorge RE, Moser DJ, et al. Escitalopram and problem-solving therapy for prevention of poststroke depression: a randomized controlled trial. JAMA, 2008, 299 (20): 2391-2400.

[454] Chen Y, Guo JJ, Zhan S, et al. Treatment effects of antidepressants in patients with post-stroke depression: a meta-analysis. Ann Pharmacother, 2006, 40 (12): 2115-2122.

[455] Zhang LS, Hu XY, Yao LY, et al. Prophylactic effects of duloxetine on post-stroke depression symptoms: an open single-blind trial. Eur Neurol, 2013, 69 (6): 336-343.

[456] Cravello L, Caltagirone C, Spalletta G. The SNRI venlafaxine improves emotional unawareness in patients with post-stroke depression. Hum Psychopharmacol, 2009, 24 (4): 331-336.

[457] Devane CL, Markowitz JS. Avoiding psychotropic drug interactions in the cardiovascular patient. Bull Menninger Clin, 2000, 64 (1): 49-59.

[458] Sacchetti E, Turrina C, Valsecchi P. Cerebrovascular accidents in elderly people treated with antipsychotic drugs: a systematic review. Drug Saf, 2010, 33 (4): 273-288.

[459] Broomfield NM, Laidlaw K, Hickabottom E, et al. Post-stroke depression: the case for augmented, individually tailored cognitive behavioural therapy. Clin Psychol Psychother, 2011, 18 (3): 202-217.

[460] Ramasubbu R. Therapy for prevention of post-stroke depression. Expert Opin Pharmacother, 2011, 12 (14): 2177-2187.

[461] Rocha FL, Murad MG, Stumpf BP, et al. Antidepressants for depression in Parkinson's disease: systematic review and meta-analysis. J Psychopharmacol, 2013, 27 (5): 417-423.

[462] Shabnam GN, Th C, Kho D, et al. Therapies for depression in Parkinson's disease. Cochrane Database Syst Rev, 2003 (3): D3465.

[463] Bonuccelli U, Meco G, Fabbrini G, et al. A non-comparative assessment of tolerability and efficacy of duloxetine in the treatment of depressed patients with Parkinson's disease. Expert Opin Pharmacother, 2012, 13 (16): 2269-2280.

[464] Richard IH, Mcdermott MP, Kurlan R, et al. A randomized, double-blind, placebo-controlled trial of antidepressants in Parkinson disease. Neurology, 2012, 78 (16): 1229-1236.

[465] Skapinakis P, Bakola E, Salanti G, et al. Efficacy and acceptability of selective serotonin reuptake inhibitors for the treatment of depression in Parkinson's disease: a systematic review and meta-analysis of randomized controlled trials. BMC Neurol, 2010, 10: 49.

[466] Tesei S, Antonini A, Canesi M, et al. Tolerability of paroxetine in Parkinson's disease: a prospective study. Mov Disord, 2000, 15 (5):

986-989.

[467] Dobkin RD, Menza M, Allen LA, et al. Cognitive-behavioral therapy for depression in Parkinson's disease: a randomized, controlled trial. Am J Psychiatry, 2011, 168 (10): 1066-1074.

[468] Dobkin RD, Rubino JT, Allen LA, et al. Predictors of treatment response to cognitive-behavioral therapy for depression in Parkinson's disease. J Consult Clin Psychol, 2012, 80 (4): 694-699.

[469] Yang S, Sajatovic M, Walter BL. Psychosocial interventions for depression and anxiety in Parkinson's disease. J Geriatr Psychiatry Neurol, 2012, 25 (2): 113-121.

[470] Mula M, Schmitz B, Sander JW. The pharmacological treatment of depression in adults with epilepsy. Expert Opin Pharmacother, 2008, 9 (18): 3159-3168.

[471] Robertson MM, Trimble MR. The treatment of depression in patients with epilepsy. A double-blind trial. J Affect Disord, 1985, 9 (2): 127-136.

[472] Specchio LM, Iudice A, Specchio N, et al. Citalopram as treatment of depression in patients with epilepsy. Clin Neuropharmacol, 2004, 27 (3): 133-136.

[473] Kanner AM. Depression in epilepsy: prevalence, clinical semiology, pathogenic mechanisms, and treatment. Biol Psychiatry, 2003, 54 (3): 388-398.

[474] Hovorka J, Herman E, Nemcova II. Treatment of interictal depression with citalopram in patients with epilepsy. Epilepsy Behav, 2000, 1 (6): 444-447.

[475] Pintor L, Bailles E, Matrai S, et al. Efficiency of venlafaxine in patients with psychogenic nonepileptic seizures and anxiety and/or depressive disorders. J Neuropsychiatry Clin Neurosci, 2010, 22 (4): 401-408.

[476] Bondarenko II, Kissin M. Use of pregabalin and sertraline in complex treatment of patients with partial epilepsy comorbid with depressive and anxiety disorders. Zh Nevrol Psikhiatr Im S S Korsakova, 2012, 112 (5): 29-36.

[477] Fakhoury TA, Miller JM, Hammer AE, et al. Effects of lamotrigine on mood in older adults with epilepsy and co-morbid depressive symptoms: an open-label, multicentre, prospective study. Drugs Aging, 2008, 25 (11): 955-962.

[478] Davis GR, Armstrong HJ, Donovan DM, et al. Cognitive-behavioral treatment of depressed affect among epileptics: preliminary findings. J Clin Psychol, 1984, 40 (4): 930-935.

[479] Martinovic Z, Simonovic P, Djokic R. Preventing depression in adolescents with epilepsy. Epilepsy Behav, 2006, 9 (4): 619-624.

[480] 才晓君, 毕秀萍, 赵卓, 等. 抗抑郁治疗对老年高血压降压疗效的影响. 中华内科杂志, 2006, 45 (8): 639-641.

[481] Krishnan KR, Doraiswamy PM, Clary CM. Clinical and treatment response characteristics of late-life depression associated with vascular disease: a pooled analysis of two multicenter trials with sertraline. Prog Neuropsychopharmacol Biol Psychiatry, 2001, 25 (2): 347-361.

[482] Diminic-Lisica I, Popovic B, Rebic J, et al. Outcome of treatment with antidepressants in patients with hypertension and undetected depression. Int J Psychiatry Med, 2014, 47 (2): 115-129.

[483] Oxenkrug GF. Antidepressive and antihypertensive effects of MAO-A inhibition: role of N-acetylserotonin. A review. Neurobiology (Bp), 1999, 7 (2): 213-224.

[484] Jefferson JW. Cardiovascular effects and toxicity of anxiolytics and antidepressants. J Clin Psychiatry, 1989, 50 (10): 368-378.

[485] Rafanelli C, Offidani E, Gostoli S, et al. Psychological correlates in patients with different levels of hypertension. Psychiatry Res, 2012, 198 (1): 154-160.

[486] Alosaimi FD, Baker B. Clinical review of treatment options for major depressive disorder in patients with coronary heart disease. Saudi Med J, 2012, 33 (11): 1159-1168.

[487] Pizzi C, Rutjes AW, Costa GM, et al. Meta-analysis of selective serotonin reuptake inhibitors in patients with depression and coronary heart disease. Am J Cardiol, 2011, 107 (7): 972-979.

[488] Honig A, Kuyper AM, Schene AH, et al. Treatment of post-myocardial infarction depressive disorder: a randomized, placebo-controlled trial with mirtazapine. Psychosom Med, 2007, 69 (7): 606-613.

[489] Hanash JA, Hansen BH, Hansen JF, et al. Cardiovascular safety of one-year escitalopram therapy in clinically nondepressed patients with acute coronary syndrome: results from the DEpression in patients with Coronary ARtery Disease (DECARD) trial. J Cardiovasc Pharmacol, 2012, 60 (4): 397-405.

[490] Lesperance F, Frasure-Smith N, Koszycki D, et al. Effects of citalopram and interpersonal psychotherapy on depression in patients with coronary artery disease: the Canadian Cardiac Randomized Evaluation of Antidepressant and Psychotherapy Efficacy (CREATE) trial. JAMA, 2007, 297 (4): 367-379.

[491] Glassman AH, O'Connor CM, Califf RM, et al. Sertraline treatment of major depression in patients with acute MI or unstable angina. JAMA, 2002, 288 (6): 701-709.

[492] Dickens C, Cherrington A, Adeyemi I, et al. Characteristics of psychological interventions that improve depression in people with coronary heart disease: a systematic review and meta-regression. Psychosom Med, 2013, 75 (2): 211-221.

[493] Ramasubbu R, Taylor VH, Samaan Z, et al. The Canadian Network for Mood and Anxiety Treatments (CANMAT) task force recommendations for the management of patients with mood disorders and select comorbid medical conditions. Ann Clin Psychiatry, 2012, 24 (1): 91-109.

[494] Gehlawat P, Gupta R, Rajput R, et al. Diabetes with comorbid depression: role of SSRI in better glycemic control. Asian J Psychiatr, 2013, 6 (5): 364-368.

[495] Deuschle M. Effects of antidepressants on glucose metabolism and diabetes mellitus type 2 in adults. Curr Opin Psychiatry, 2013, 26 (1): 60-65.

[496] Mcintyre RS, Alsuwaidan M, Goldstein BI, et al. The Canadian Network for Mood and Anxiety Treatments (CANMAT) task force recommendations

for the management of patients with mood disorders and comorbid metabolic disorders. Ann Clin Psychiatry, 2012, 24 (1): 69-81.

[497] Kohler B, Kruse J. Treatment of a patient with type-2 diabetes mellitus and a depressive disorder. Dtsch Med Wochenschr, 2014, 139 (12): 592-595.

[498] Penckofer SM, Ferrans C, Mumby P, et al. A psychoeducational intervention (SWEEP) for depressed women with diabetes. Ann Behav Med, 2012, 44 (2): 192-206.

[499] van Dijk SE, Pols AD, Adriaanse MC, et al. Cost-effectiveness of a stepped-care intervention to prevent major depression in patients with type 2 diabetes mellitus and/or coronary heart disease and subthreshold depression: design of a cluster-randomized controlled trial. BMC Psychiatry, 2013, 13: 128.

[500] Berent D, Zboralski K, Orzechowska A, et al. Thyroid hormones association with depression severity and clinical outcome in patients with major depressive disorder. Mol Biol Rep, 2014, 41 (4): 2419-2425.

[501] de Carvalho GA, Bahls SC, Boeving A, et al. Effects of selective serotonin reuptake inhibitors on thyroid function in depressed patients with primary hypothyroidism or normal thyroid function. Thyroid, 2009, 19 (7): 691-697.

[502] Cooper R, Lerer B. The use of thyroid hormones in the treatment of depression. Harefuah, 2010, 149 (8): 529-534, 550, 549.

[503] Laoutidis ZG, Mathiak K. Antidepressants in the treatment of depression/ depressive symptoms in cancer patients: a systematic review and meta-analysis. BMC Psychiatry, 2013, 13: 140.

[504] Hart SL, Hoyt MA, Diefenbach M, et al. Meta-analysis of efficacy of interventions for elevated depressive symptoms in adults diagnosed with cancer. J Natl Cancer Inst, 2012, 104 (13): 990-1004.

[505] Rodin G, Lloyd N, Katz M, et al. The treatment of depression in cancer patients: a systematic review. Support Care Cancer, 2007, 15 (2): 123-136.

[506] Lydiatt WM, Bessette D, Schmid KK, et al. Prevention of depression

with escitalopram in patients undergoing treatment for head and neck cancer: randomized, double-blind, placebo-controlled clinical trial. JAMA Otolaryngol Head Neck Surg, 2013, 139 (7): 678-686.

[507] Park HY, Lee BJ, Kim JH, et al. Rapid improvement of depression and quality of life with escitalopram treatment in outpatients with breast cancer: a 12-week, open-label prospective trial. Prog Neuropsychopharmacol Biol Psychiatry, 2012, 36 (2): 318-323.

[508] Lydiatt WM, Denman D, Mcneilly DP, et al. A randomized, placebo-controlled trial of citalopram for the prevention of major depression during treatment for head and neck cancer. Arch Otolaryngol Head Neck Surg, 2008, 134 (5): 528-535.

[509] Dejong M, Fombonne E. Citalopram to treat depression in pediatric oncology. J Child Adolesc Psychopharmacol, 2007, 17 (3): 371-377.

[510] Carvalho AF, Hyphantis T, Sales PM, et al. Major depressive disorder in breast cancer: a critical systematic review of pharmacological and psychotherapeutic clinical trials. Cancer Treat Rev, 2014, 40 (3): 349-355.

[511] van Heeringen K, Zivkov M. Pharmacological treatment of depression in cancer patients. A placebo-controlled study of mianserin. Br J Psychiatry, 1996, 169 (4): 440-443.

[512] Torta R, Siri I, Caldera P. Sertraline effectiveness and safety in depressed oncological patients. Support Care Cancer, 2008, 16 (1): 83-91.

[513] Ersoy MA, Noyan AM, Elbi H. An open-label long-term naturalistic study of mirtazapine treatment for depression in cancer patients. Clin Drug Investig, 2008, 28 (2): 113-120.

[514] Kim SW, Shin IS, Kim JM, et al. Effectiveness of mirtazapine for nausea and insomnia in cancer patients with depression. Psychiatry Clin Neurosci, 2008, 62 (1): 75-83.

[515] Moss EL, Simpson JS, Pelletier G, et al. An open-label study of the effects of bupropion SR on fatigue, depression and quality of life of mixed-site cancer patients and their partners. Psychooncology, 2006, 15 (3):

259-267.

[516] Holland JC, Romano SJ, Heiligenstein JH, et al. A controlled trial of fluoxetine and desipramine in depressed women with advanced cancer. Psychooncology, 1998, 7 (4): 291-300.

[517] Fisch MJ, Loehrer PJ, Kristeller J, et al. Fluoxetine versus placebo in advanced cancer outpatients: a double-blinded trial of the Hoosier Oncology Group. J Clin Oncol, 2003, 21 (10): 1937-1943.

[518] Qiu J, Chen W, Gao X, et al. A randomized controlled trial of group cognitive behavioral therapy for Chinese breast cancer patients with major depression. J Psychosom Obstet Gynaecol, 2013, 34 (2): 60-67.

[519] Hoon LS, Chi SC, Hong-Gu H. Effect of psychosocial interventions on outcomes of patients with colorectal cancer: a review of the literature. Eur J Oncol Nurs, 2013, 17 (6): 883-891.

[520] Faller H, Schuler M, Richard M, et al. Effects of psycho-oncologic interventions on emotional distress and quality of life in adult patients with cancer: systematic review and meta-analysis. J Clin Oncol, 2013, 31 (6): 782-793.

[521] Akechi T, Okuyama T, Onishi J, et al. Psychotherapy for depression among incurable cancer patients. Cochrane Database Syst Rev, 2008 (2): D5537.

[522] Huang X, Li C, Luo YL, et al. Efficacy of venlafaxine extended-release monotherapy for first-episode depression with painful physical symptoms. Neuroreport, 2013, 24 (7): 364-369.

[523] Robinson MJ, Sheehan D, Gaynor PJ, et al. Relationship between major depressive disorder and associated painful physical symptoms: analysis of data from two pooled placebo-controlled, randomized studies of duloxetine. Int Clin Psychopharmacol, 2013, 28 (6): 330-338.

[524] Gaynor PJ, Gopal M, Zheng W, et al. A randomized placebo-controlled trial of duloxetine in patients with major depressive disorder and associated painful physical symptoms. Curr Med Res Opin, 2011, 27 (10): 1849-1858.

[525] Marangell LB, Clauw DJ, Choy E, et al. Comparative pain and mood

effects in patients with comorbid fibromyalgia and major depressive disorder: secondary analyses of four pooled randomized controlled trials of duloxetine. Pain, 2011, 152 (1): 31-37.

[526] Wang J, Liu X, Mullins CD. Treatment adherence and persistence with duloxetine, venlafaxine XR, and escitalopram among patients with major depressive disorder and chronic pain-related diseases. Curr Med Res Opin, 2011, 27 (7): 1303-1313.

[527] Dworkin RH, O'Connor AB, Backonja M, et al. Pharmacologic management of neuropathic pain: evidence-based recommendations. Pain, 2007, 132 (3): 237-251.

[528] Moja PL, Cusi C, Sterzi RR, et al. Selective serotonin re-uptake inhibitors (SSRIs) for preventing migraine and tension-type headaches. Cochrane Database Syst Rev, 2005 (3): D2919.

[529] Rasmussen PV, Jensen TS, Sindrup SH, et al. TDM-based imipramine treatment in neuropathic pain. Ther Drug Monit, 2004, 26 (4): 352-360.

[530] Radat F, Koleck M. Pain and depression: cognitive and behavioural mediators of a frequent association. Encephale, 2011, 37 (3): 172-179.

[531] Zautra AJ, Davis MC, Reich JW, et al. Comparison of cognitive behavioral and mindfulness meditation interventions on adaptation to rheumatoid arthritis for patients with and without history of recurrent depression. J Consult Clin Psychol, 2008, 76 (3): 408-421.

[532] Poleshuck EL, Talbot NE, Zlotnick C, et al. Interpersonal psychotherapy for women with comorbid depression and chronic pain. J Nerv Ment Dis, 2010, 198 (8): 597-600.

[533] Mosqueira AJ, Lopez-Manzanares L, Canneti B, et al. Vagus nerve stimulation in patients with migraine. Rev Neurol, 2013, 57 (2): 57-63.

[534] Loo C, Martin D, Pigot M, et al. Transcranial direct current stimulation priming of therapeutic repetitive transcranial magnetic stimulation: a pilot study. J ECT, 2009, 25 (4): 256-260.

［535］Avery DH, Holtzheimer PR, Fawaz W, et al. Transcranial magnetic stimulation reduces pain in patients with major depression: a sham-controlled study. J Nerv Ment Dis, 2007, 195（5）: 378-381.

［536］Currier MB, Molina G, Kato M. Citalopram treatment of major depressive disorder in Hispanic HIV and AIDS patients: a prospective study. Psychosomatics, 2004, 45（3）: 210-216.

［537］Schwartz JA, Mcdaniel JS. Double-blind comparison of fluoxetine and desipramine in the treatment of depressed women with advanced HIV disease: a pilot study. Depress Anxiety, 1999, 9（2）: 70-74.

［538］Hoare J, Carey P, Joska JA, et al. Escitalopram treatment of depression in human immunodeficiency virus/acquired immunodeficiency syndrome: a randomized, double-blind, placebo-controlled study. J Nerv Ment Dis, 2014, 202（2）: 133-137.

［539］Elliott AJ, Uldall KK, Bergam K, et al. Randomized, placebo-controlled trial of paroxetine versus imipramine in depressed HIV-positive outpatients. Am J Psychiatry, 1998, 155（3）: 367-372.

［540］Benton T, Lynch K, Dube B, et al. Selective serotonin reuptake inhibitor suppression of HIV infectivity and replication. Psychosom Med, 2010, 72（9）: 925-932.

［541］Rabkin JG, Rabkin R, Harrison W, et al. Effect of imipramine on mood and enumerative measures of immune status in depressed patients with HIV illness. Am J Psychiatry, 1994, 151（4）: 516-523.

［542］Chesney MA, Chambers DB, Taylor JM, et al. Coping effectiveness training for men living with HIV: results from a randomized clinical trial testing a group-based intervention. Psychosom Med, 2003, 65（6）: 1038-1046.

［543］Kelly JA, Murphy DA, Bahr GR, et al. Outcome of cognitive-behavioral and support group brief therapies for depressed, HIV-infected persons. Am J Psychiatry, 1993, 150（11）: 1679-1686.

［544］Markowitz JC, Kocsis JH, Fishman B, et al. Treatment of depressive symptoms in human immunodeficiency virus-positive patients. Arch Gen Psychiatry, 1998, 55（5）: 452-457.

［545］张宁. 临床痊愈为抑郁症的治疗目标. 中华精神科杂志, 2011, 44 (1): 48-49.

［546］Ogrodniczuk JS, Piper WE, Joyce AS. Residual symptoms in depressed patients who successfully respond to short-term psychotherapy. J Affect Disord, 2004, 82 (3): 469-473.

［547］Judd LL, Akiskal HS, Zeller PJ, et al. Psychosocial disability during the long-term course of unipolar major depressive disorder. Arch Gen Psychiatry, 2000, 57 (4): 375-380.

［548］Nierenberg AA, Farabaugh AH, Alpert JE, et al. Timing of onset of antidepressant response with fluoxetine treatment. Am J Psychiatry, 2000, 157 (9): 1423-1428.

［549］Trivedi MH, Rush AJ, Wisniewski SR, et al. Evaluation of outcomes with citalopram for depression using measurement-based care in STAR * D: implications for clinical practice. Am J Psychiatry, 2006, 163 (1): 28-40.

［550］Thase ME. What role do atypical antipsychotic drugs have in treatment-resistant depression? J Clin Psychiatry, 2002, 63 (2): 95-103.

［551］Trivedi MH, Rush AJ, Gaynes BN, et al. Maximizing the adequacy of medication treatment in controlled trials and clinical practice: STAR ( * ) D measurement-based care. Neuropsychopharmacology, 2007, 32 (12): 2479-2489.

［552］Trivedi MH, Morris DW, Grannemann BD, et al. Symptom clusters as predictors of late response to antidepressant treatment. J Clin Psychiatry, 2005, 66 (8): 1064-1070.

［553］Quitkin FM, Petkova E, Mcgrath PJ, et al. When should a trial of fluoxetine for major depression be declared failed? Am J Psychiatry, 2003, 160 (4): 734-740.

［554］Carvalho AF, Berk M, Hyphantis TN, et al. The integrative management of treatment-resistant depression: a comprehensive review and perspectives. Psychother Psychosom, 2014, 83 (2): 70-88.

［555］Rush AJ, Fava M, Wisniewski SR, et al. Sequenced treatment alternatives to relieve depression ( STAR * D ): rationale and design.

Control Clin Trials, 2004, 25 (1): 119-142.

[556] Schutter DJ. Antidepressant efficacy of high-frequency transcranial magnetic stimulation over the left dorsolateral prefrontal cortex in double-blind sham-controlled designs: a meta-analysis. Psychol Med, 2009, 39 (1): 65-75.

[557] Herrmann LL, Ebmeier KP. Factors modifying the efficacy of transcranial magnetic stimulation in the treatment of depression: a review. J Clin Psychiatry, 2006, 67 (12): 1870-1876.

[558] Lam RW, Chan P, Wilkins-Ho M, et al. Repetitive transcranial magnetic stimulation for treatment-resistant depression: a systematic review and metaanalysis. Can J Psychiatry, 2008, 53 (9): 621-631.

[559] Gaynes BN, Lloyd SW, Lux L, et al. Repetitive transcranial magnetic stimulation for treatment-resistant depression: a systematic review and meta-analysis. J Clin Psychiatry, 2014, 75 (5): 477-489.

[560] Dodd S, Horgan D, Malhi GS, et al. To combine or not to combine? A literature review of antidepressant combination therapy. J Affect Disord, 2005, 89 (1-3): 1-11.

[561] Trivedi MH, Fava M, Wisniewski SR, et al. Medication augmentation after the failure of SSRIs for depression. N Engl J Med, 2006, 354 (12): 1243-1252.

[562] Austin MP, Souza FG, Goodwin GM. Lithium augmentation in antidepressant-resistant patients. A quantitative analysis. Br J Psychiatry, 1991, 159: 510-514.

[563] Cipriani A, Pretty H, Hawton K, et al. Lithium in the prevention of suicidal behavior and all-cause mortality in patients with mood disorders: a systematic review of randomized trials. Am J Psychiatry, 2005, 162 (10): 1805-1819.

[564] Cooper-Kazaz R, Apter JT, Cohen R, et al. Combined treatment with sertraline and liothyronine in major depression: a randomized, double-blind, placebo-controlled trial. Arch Gen Psychiatry, 2007, 64 (6): 679-688.

[565] Papakostas GI, Shelton RC, Smith J, et al. Augmentation of

antidepressants with atypical antipsychotic medications for treatment-resistant major depressive disorder: a meta-analysis. J Clin Psychiatry, 2007, 68（6）: 826-831.

[566] Mcintyre A, Gendron A, Mcintyre A. Quetiapine adjunct to selective serotonin reuptake inhibitors or venlafaxine in patients with major depression, comorbid anxiety, and residual depressive symptoms: a randomized, placebo-controlled pilot study. Depress Anxiety, 2007, 24（7）: 487-494.

[567] Doree JP, Des Rosiers J, Lew V, et al. Quetiapine augmentation of treatment-resistant depression: a comparison with lithium. Curr Med Res Opin, 2007, 23（2）: 333-341.

[568] Keitner GI, Garlow SJ, Ryan CE, et al. A randomized, placebo-controlled trial of risperidone augmentation for patients with difficult-to-treat unipolar, non-psychotic major depression. J Psychiatr Res, 2009, 43（3）: 205-214.

[569] Mahmoud RA, Pandina GJ, Turkoz I, et al. Risperidone for treatment-refractory major depressive disorder: a randomized trial. Ann Intern Med, 2007, 147（9）: 593-602.

[570] Valenstein M, Taylor KK, Austin K, et al. Benzodiazepine use among depressed patients treated in mental health settings. Am J Psychiatry, 2004, 161（4）: 654-661.

[571] Demyttenaere K, Bonnewyn A, Bruffaerts R, et al. Clinical factors influencing the prescription of antidepressants and benzodiazepines: results from the European study of the epidemiology of mental disorders（ESEMeD）. J Affect Disord, 2008, 110（1-2）: 84-93.

[572] Appelberg BG, Syvalahti EK, Koskinen TE, et al. Patients with severe depression may benefit from buspirone augmentation of selective serotonin reuptake inhibitors: results from a placebo-controlled, randomized, double-blind, placebo wash-in study. J Clin Psychiatry, 2001, 62（6）: 448-452.

[573] Cullen M, Mitchell P, Brodaty H, et al. Carbamazepine for treatment-resistant melancholia. J Clin Psychiatry, 1991, 52（11）: 472-476.

［574］Schindler F, Anghelescu IG. Lithium versus lamotrigine augmentation in treatment resistant unipolar depression: a randomized, open-label study. Int Clin Psychopharmacol, 2007, 22 (3): 179-182.

［575］Ravindran AV, Kennedy SH, O'Donovan MC, et al. Osmotic-release oral system methylphenidate augmentation of antidepressant monotherapy in major depressive disorder: results of a double-blind, randomized, placebo-controlled trial. J Clin Psychiatry, 2008, 69 (1): 87-94.

［576］de Maat S, Dekker J, Schoevers R, et al. Short psychodynamic supportive psychotherapy, antidepressants, and their combination in the treatment of major depression: a mega-analysis based on three randomized clinical trials. Depress Anxiety, 2008, 25 (7): 565-574.

［577］Daban C, Martinez-Aran A, Cruz N, et al. Safety and efficacy of Vagus Nerve Stimulation in treatment-resistant depression. A systematic review. J Affect Disord, 2008, 110 (1-2): 1-15.

［578］Schlaepfer TE, Frick C, Zobel A, et al. Vagus nerve stimulation for depression: efficacy and safety in a European study. Psychol Med, 2008, 38 (5): 651-661.

［579］Cheung AH, Kozloff N, Sacks D. Pediatric depression: an evidence-based update on treatment interventions. Curr Psychiatry Rep, 2013, 15 (8): 381.

［580］Clark MS, Jansen KL, Cloy JA. Treatment of childhood and adolescent depression. Am Fam Physician, 2012, 86 (5): 442-448.

［581］Possel P, Martin NC, Garber J, et al. A randomized controlled trial of a cognitive-behavioral program for the prevention of depression in adolescents compared with nonspecific and no-intervention control conditions. J Couns Psychol, 2013, 60 (3): 432-438.

［582］Stikkelbroek Y, Bodden DH, Dekovic M, et al. Effectiveness and cost effectiveness of cognitive behavioral therapy (CBT) in clinically depressed adolescents: individual CBT versus treatment as usual (TAU). BMC Psychiatry, 2013, 13: 314.

［583］Watanabe N, Hunot V, Omori IM, et al. Psychotherapy for depression among children and adolescents: a systematic review. Acta Psychiatr

Scand, 2007, 116（2）: 84-95.

[584] Henry A, Kisicki MD, Varley C. Efficacy and safety of antidepressant drug treatment in children and adolescents. Mol Psychiatry, 2012, 17 （12）: 1186-1193.

[585] Sheehan DV, Kamijima K. An evidence-based review of the clinical use of sertraline in mood and anxiety disorders. Int Clin Psychopharmacol, 2009, 24（2）: 43-60.

[586] Tsapakis EM, Soldani F, Tondo L, et al. Efficacy of antidepressants in juvenile depression: meta-analysis. Br J Psychiatry, 2008, 193（1）: 10-17.

[587] Isacsson G, Rich CL. Antidepressant drugs and the risk of suicide in children and adolescents. Paediatr Drugs, 2014, 16（2）: 115-122.

[588] Cooper WO, Callahan ST, Shintani A, et al. Antidepressants and suicide attempts in children. Pediatrics, 2014, 133（2）: 204-210.

[589] Grover S, Malhotra S, Varma S, et al. Electroconvulsive therapy in adolescents: a retrospective study from north India. J ECT, 2013, 29 （2）: 122-126.

[590] Mottram P, Wilson K, Strobl J. Antidepressants for depressed elderly. Cochrane Database Syst Rev, 2006（1）: D3491.

[591] Nelson JC, Delucchi K, Schneider LS. Efficacy of second generation antidepressants in late-life depression: a meta-analysis of the evidence. Am J Geriatr Psychiatry, 2008, 16（7）: 558-567.

[592] Sheikh JI, Cassidy EL, Doraiswamy PM, et al. Efficacy, safety, and tolerability of sertraline in patients with late-life depression and comorbid medical illness. J Am Geriatr Soc, 2004, 52（1）: 86-92.

[593] Pilotto A, D'Onofrio G, Panza F, et al. Treatment of late-life major depressive disorder with selective serotonin reuptake inhibitors improves the multidimensional prognostic index. J Clin Psychopharmacol, 2012, 32（5）: 726-729.

[594] Dhillon S. Duloxetine: a review of its use in the management of major depressive disorder in older adults. Drugs Aging, 2013, 30（1）: 59-79.

[595] Oakes TM, Katona C, Liu P, et al. Safety and tolerability of duloxetine in elderly patients with major depressive disorder: a pooled analysis of two placebo-controlled studies. Int Clin Psychopharmacol, 2013, 28 (1): 1-11.

[596] Rothschild-Fuentes B, Roche A, Jimenez-Genchi A, et al. Effects of mirtazapine on the sleep wake rhythm of geriatric patients with major depression: an exploratory study with actigraphy. Pharmacopsychiatry, 2013, 46 (2): 59-62.

[597] Luzny J. Agomelatine in elderly-finally a patient friendly antidepressant in psychogeriatry? Actas Esp Psiquiatr, 2012, 40 (6): 304-307.

[598] Heun R, Ahokas A, Boyer P, et al. The efficacy of agomelatine in elderly patients with recurrent major depressive disorder: a placebo-controlled study. J Clin Psychiatry, 2013, 74 (6): 587-594.

[599] Jon DI, Kim DH, Seo HJ, et al. Augmentation of aripiprazole for depressed patients with an inadequate response to antidepressant treatment: a 6-week prospective, open-label, multicenter study. Clin Neuropharmacol, 2013, 36 (5): 157-161.

[600] Bauer M, Demyttenaere K, El-Khalili N, et al. Pooled analysis of adjunct extended-release quetiapine fumarate in patients with major depressive disorder according to ongoing SSRI or SNRI treatment. Int Clin Psychopharmacol, 2014, 29 (1): 16-25.

[601] Francis JL, Kumar A. Psychological treatment of late-life depression. Psychiatr Clin North Am, 2013, 36 (4): 561-575.

[602] Cuijpers P, van Straten A, Smit F. Psychological treatment of late-life depression: a meta-analysis of randomized controlled trials. Int J Geriatr Psychiatry, 2006, 21 (12): 1139-1149.

[603] Mcevoy PM, Burgess MM, Nathan P. The relationship between interpersonal problems, negative cognitions, and outcomes from cognitive behavioral group therapy for depression. J Affect Disord, 2013, 150 (2): 266-275.

[604] Sharpe L, Gittins CB, Correia HM, et al. Problem-solving versus cognitive restructuring of medically ill seniors with depression (PROMISE-

D trial）：study protocol and design. BMC Psychiatry, 2012, 12: 207.

[605] Rapinesi C, Kotzalidis GD, Serata D, et al. Prevention of relapse with maintenance electroconvulsive therapy in elderly patients with major depressive episode. J ECT, 2013, 29（1）: 61-64.

[606] Kessler RC, Mcgonagle KA, Swartz M, et al. Sex and depression in the National Comorbidity Survey. I: Lifetime prevalence, chronicity and recurrence. J Affect Disord, 1993, 29（2-3）: 85-96.

[607] Rapkin AJ, Lewis EI. Treatment of premenstrual dysphoric disorder. Womens Health（Lond Engl）, 2013, 9（6）: 537-556.

[608] Freeman EW. Effects of antidepressants on quality of life in women with premenstrual dysphoric disorder. Pharmacoeconomics, 2005, 23（5）: 433-444.

[609] Spinelli MG, Endicott J, Leon AC, et al. A controlled clinical treatment trial of interpersonal psychotherapy for depressed pregnant women at 3 New York City sites. J Clin Psychiatry, 2013, 74（4）: 393-399.

[610] Sockol LE, Epperson CN, Barber JP. A meta-analysis of treatments for perinatal depression. Clin Psychol Rev, 2011, 31（5）: 839-849.

[611] O'Mahen H, Himle JA, Fedock G, et al. A pilot randomized controlled trial of cognitive behavioral therapy for perinatal depression adapted for women with low incomes. Depress Anxiety, 2013, 30（7）: 679-687.

[612] Claridge AM. Efficacy of systemically oriented psychotherapies in the treatment of perinatal depression: a meta-analysis. Arch Womens Ment Health, 2014, 17（1）: 3-15.

[613] Stuart S, Koleva H. Psychological treatments for perinatal depression. Best Pract Res Clin Obstet Gynaecol, 2014, 28（1）: 61-70.

[614] Byatt N, Deligiannidis KM, Freeman MP. Antidepressant use in pregnancy: a critical review focused on risks and controversies. Acta Psychiatr Scand, 2013, 127（2）: 94-114.

[615] Nonacs R, Cohen LS. Assessment and treatment of depression during pregnancy: an update. Psychiatr Clin North Am, 2003, 26（3）: 547-562.

[616] Nielsen RE, Damkier P. Pharmacological treatment of unipolar depression during pregnancy and breast-feeding-a clinical overview. Nord J

Psychiatry, 2012, 66 (3): 159-166.

[617] Grigoriadis S, Vonderporten EH, Mamisashvili L, et al. The impact of maternal depression during pregnancy on perinatal outcomes: a systematic review and meta-analysis. J Clin Psychiatry, 2013, 74 (4): e321-e341.

[618] Huybrechts KF, Palmsten K, Avorn J, et al. Antidepressant use in pregnancy and the risk of cardiac defects. N Engl J Med, 2014, 370 (25): 2397-2407.

[619] Jimenez-Solem E, Andersen JT, Petersen M, et al. SSRI use during pregnancy and risk of stillbirth and neonatal mortality. Am J Psychiatry, 2013, 170 (3): 299-304.

[620] Vasilakis-Scaramozza C, Aschengrau A, Cabral H, et al. Antidepressant use during early pregnancy and the risk of congenital anomalies. Pharmacotherapy, 2013, 33 (7): 693-700.

[621] Ban L, Gibson J, West J, et al. Maternal depression, antidepressant prescriptions, and congenital anomaly risk in offspring: a population-based cohort study. BJOG, 2014, 121 (12): 1471-1481.

[622] Huang H, Coleman S, Bridge JA, et al. A meta-analysis of the relationship between antidepressant use in pregnancy and the risk of preterm birth and low birth weight. Gen Hosp Psychiatry, 2014, 36 (1): 13-18.

[623] Huybrechts KF, Sanghani RS, Avorn J, et al. Preterm birth and antidepressant medication use during pregnancy: a systematic review and meta-analysis. PLoS One, 2014, 9 (3): e92778.

[624] Udechuku A, Nguyen T, Hill R, et al. Antidepressants in pregnancy: a systematic review. Aust N Z J Psychiatry, 2010, 44 (11): 978-996.

[625] Palmsten K, Hernandez-Diaz S, Huybrechts KF, et al. Use of antidepressants near delivery and risk of postpartum hemorrhage: cohort study of low income women in the United States. BMJ, 2013, 347: f4877.

[626] Anderson EL, Reti IM. ECT in pregnancy: a review of the literature from 1941 to 2007. Psychosom Med, 2009, 71 (2): 235-242.

［627］Gahr M, Klink S, Schonfeldt-Lecuona C. Electroconvulsive therapy in pregnancy revisited. Psychosom Med, 2013, 75（9）：894.

［628］Bulbul F, Copoglu S, Alpak G, et al. Electroconvulsive therapy in pregnant patients. Gen Hosp Psychiatry, 2013, 35（6）：636-639.

［629］Saatcioglu O, Tomruk NB. The use of electroconvulsive therapy in pregnancy：a review. Isr J Psychiatry Relat Sci, 2011, 48（1）：6-11.

［630］Hou Y, Hu P, Zhang Y, et al. Cognitive behavioral therapy in combination with systemic family therapy improves mild to moderate postpartum depression. Rev Bras Psiquiatr, 2014, 36（1）：47-52.

［631］Miniati M, Callari A, Calugi S, et al. Interpersonal psychotherapy for postpartum depression：a systematic review. Arch Womens Ment Health, 2014, 17（4）：257-268.

［632］Dennis CL, Dowswell T. Psychosocial and psychological interventions for preventing postpartum depression. Cochrane Database Syst Rev, 2013, 2：D1134.

［633］Ng RC, Hirata CK, Yeung W, et al. Pharmacologic treatment for postpartum depression：a systematic review. Pharmacotherapy, 2010, 30（9）：928-941.

［634］Sie SD, Wennink JM, van Driel JJ, et al. Maternal use of SSRIs, SNRIs and NaSSAs：practical recommendations during pregnancy and lactation. Arch Dis Child Fetal Neonatal Ed, 2012, 97（6）：F472-F476.

［635］De Crescenzo F, Perelli F, Armando M, et al. Selective serotonin reuptake inhibitors（SSRIs）for post-partum depression（PPD）：a systematic review of randomized clinical trials. J Affect Disord, 2014, 152-154：39-44.

［636］Lanza di Scalea T, Wisner KL. Antidepressant medication use during breastfeeding. Clin Obstet Gynecol, 2009, 52（3）：483-497.

［637］Freeman MP. Postpartum depression treatment and breastfeeding. J Clin Psychiatry, 2009, 70（9）：e35.

［638］Burt VK, Suri R, Altshuler L, et al. The use of psychotropic medications during breast-feeding. Am J Psychiatry, 2001, 158（7）：1001-1009.

［639］Figueiredo B, Dias CC, Brandao S, et al. Breastfeeding and postpartum depression: state of the art review. J Pediatr (Rio J), 2013, 89 (4): 332-338.

[640] Larroy GC, Gomez-Calcerrada SG. Cognitive-behavioral intervention among women with slight menopausal symptoms: a pilot study. Span J Psychol, 2011, 14 (1): 344-355.

[641] Mcintosh MD, Ferrando S. Perimenopausal postpartum depression after conception by assisted reproductive technology. Psychosomatics, 2010, 51 (4): 345-348.

[642] 赖爱鸾, 赵友文, 齐海燕, 等. 不同方法治疗围绝经期及绝经后妇女抑郁症的疗效分析. 中华妇产科杂志, 2007, 42 (3): 169-172.

[643] Iglesias GC, Ocio LS, Ortigosa DJ, et al. Comparison of the effectiveness of venlafaxine in peri- and postmenopausal patients with major depressive disorder. Actas Esp Psiquiatr, 2010, 38 (6): 326-331.

[644] Ushiroyama T, Ikeda A, Ueki M. Evaluation of double-blind comparison of fluvoxamine and paroxetine in the treatment of depressed outpatients in menopause transition. J Med, 2004, 35 (1-6): 151-162.

[645] Ladd CO, Newport DJ, Ragan KA, et al. Venlafaxine in the treatment of depressive and vasomotor symptoms in women with perimenopausal depression. Depress Anxiety, 2005, 22 (2): 94-97.

[646] Baldinger P, Kranz G, Hoflich A, et al. The effects of hormone replacement therapy on mind and brain. Nervenarzt, 2013, 84 (1): 14-19.

[647] Toffol E, Heikinheimo O, Partonen T. Hormone therapy and mood in perimenopausal and postmenopausal women: a narrative review. Menopause, 2015, 22 (5): 564-578.

# 附录 1：标准术语对照表

DSM-Ⅳ轴Ⅰ障碍用临床定式检查（研究版，the Structured Clinical Interview for DSM-Ⅳ Axis Ⅰ Disorder，SCID-Ⅰ）

简明国际神经精神访谈（the Mini-International Neuropsychiatric Interview，M. I. N. I.）

汉密尔顿抑郁量表（Hamilton Depression Rating Scale for Depression，HAMD）

蒙哥马利抑郁量表（Montgomery-Asberg Depression Rating Scale，MADRS）

9 条目简易患者健康问卷（Brief Patient Health Questionnaire，PHQ-9）

Zung 抑郁自评量表（Self-rating Depression Scale，SDS）

Beck 抑郁问卷（Beck Depression Inventory，BDI）

快速抑郁症症状自评问卷（Quick Inventory of Depressive Symptomatology，Self-Rated，QIDS-SR）

哥伦比亚自杀严重程度评定量表（Columbia Suicide Severity Rating Scale，C-SSRS）

轻躁狂症状自评量表（multi-lingual Hypomania Check List，HCL-32）

心境障碍问卷（Mood Disorder Questionnaire，MDQ）

杨氏躁狂评定量表（Young Mania Rating Scale，YMRS）

生命质量（quality of life，QOL）评定量表

社会功能缺陷量表（Social Disability Screening Schedule，SDSS）

副反应量表（Treatment Emergent Symptom Scale，TESS）

Asberg 抗抑郁剂副反应量表（Rating Scale for Side Effects，SERS）

亚利桑那性体验量表（Arizona Sexual Experience Scale，ASEX）

药物依从性评定量表（Medication Adherence Rating Scale，MARS）

选择性 5-羟色胺再摄取抑制剂（SSRI）

选择性 5-羟色胺和去甲肾上腺素再摄取抑制剂（SNRI）

去甲肾上腺素和特异性 5-羟色胺能抗抑郁剂（NaSSA）

去甲肾上腺素和多巴胺再摄取抑制剂（NDRI）

选择性 5-羟色胺拮抗/再摄取抑制剂（SARI）

选择性去甲肾上腺素再摄取抑制剂（NRI）

可逆性单胺氧化酶抑制剂（RIMA）

单胺氧化酶抑制剂（MAOI）

5-羟色胺平衡抗抑郁剂（SMA）

三环类抗抑郁药（TCA）

补充或替代药物治疗（cmplementary and alternative medicine，CAM）

认知行为治疗（cognitive behavior therapy，CBT）

人际心理治疗（interpersonal therapy，IPT）

行为治疗（behavior therapy）

行为激活（behavioral activation）

精神动力学治疗（psychodynamic therapy）

家庭治疗（family therapy）

婚姻治疗（marital therapy）

团体心理治疗（group psychotherapy），简称团体治疗（group therapy）

电抽搐治疗（electroconvulsive therapy，ECT）

改良电抽搐治疗（modified electroconvulsive therapy，MECT）

经颅磁刺激（transcranial magnetic stimulation，TMS）

迷走神经刺激（vagus nerve stimulation，VNS）

深部脑刺激（deep brain stimulation，DBS）

难治性抑郁（treatment-resistant depression，TRD）

# 附录 2：常用量表

## 附录 2-1

### 抑郁症状快速评估量表——患者自评版（QIDS-SR16）

请选择最能描述您过去 7 天的情况的选项：

1. 入睡
   - ☐ 0 我不曾用超过 30 分钟入睡
   - ☐ 1 我在少于半数的时候，需要至少 30 分钟才能入睡
   - ☐ 2 我在超过半数的时候，需要至少 30 分钟才能入睡
   - ☐ 3 我在超过半数的时候，需要超过 60 分钟才能入睡

2. 夜间睡眠
   - ☐ 0 我不会在半夜醒来
   - ☐ 1 我每晚都睡得不安宁、睡得很浅，而且会短暂地醒来几次
   - ☐ 2 我在半夜至少醒来一次，但容易再度入睡
   - ☐ 3 我在超过半数的时候，会在半夜醒来超过一次，每次醒来 20 分钟或更长时间

3. 太早醒来
   - ☐ 0 我在大多数的时候，都在需要起床的时间之前 30 分钟内醒来
   - ☐ 1 我在超过半数的时候，都在需要起床之前超过 30 分钟便已醒来
   - ☐ 2 我几乎都是在需要醒来之前至少 1 小时左右醒来，但我最后会再次入睡
   - ☐ 3 我在需要起床之前至少 1 小时醒来，而且无法再次入睡

4. 睡太多
   - ☐ 0 我每晚睡眠时间不超过 7~8 个小时，白天不需要午睡
   - ☐ 1 我在 24 小时内的睡眠时间（包括午睡）不超过 10 小时
   - ☐ 2 我在 24 小时内的睡眠时间（包括午睡）不超过 12 小时
   - ☐ 3 我在 24 小时内的睡眠时间（包括午睡）超过 12 小时

5. 情绪（悲伤）
   - ☐ 0 我没有感到悲伤
   - ☐ 1 我在少于半数的时候会感到悲伤
   - ☐ 2 我在超过半数的时候会感到悲伤
   - ☐ 3 我在几乎所有时间都感到悲伤

**请选择第 6 题或 7 题作答（不可两题都答）**

（待续）

| | | |
|---|---|---|
| 6. 食欲减退 | ☐0 | 我的食欲与平常没有不同 |
| | ☐1 | 我的进食次数比平常稍微少一点，或进食量较少 |
| | ☐2 | 我的食量比平常少很多，并且需要费劲才能进食 |
| | ☐3 | 我在 24 小时内很少进食，而且需要费很大的劲或者在别人的说服下才进食 |
| 7. 食欲增强 | ☐0 | 我的食欲与平常没有不同 |
| | ☐1 | 我比平常更常觉得需要吃东西 |
| | ☐2 | 我的进食次数比以往频繁和（或）食量增加 |
| | ☐3 | 我在用餐时和两餐之间感到有过量进食的欲望 |

**请选择第 8 题或 9 题作答（不可两题都答）**

| | | |
|---|---|---|
| 8. 在前 2 个星期中的体重（减少） | ☐0 | 我的体重没有改变 |
| | ☐1 | 我觉得体重好像减轻了点 |
| | ☐2 | 我的体重减轻了 1 公斤或更多 |
| | ☐3 | 我的体重减轻了 2.5 公斤或更多 |
| 9. 在前 2 个星期中的体重（增加） | ☐0 | 我的体重没有改变 |
| | ☐1 | 我觉得体重好像增加了点 |
| | ☐2 | 我的体重增加了 1 公斤或更多 |
| | ☐3 | 我的体重增加了 2.5 公斤或更多 |
| 10. 注意力/决策能力 | ☐0 | 我平常的注意力与进行决策的能力没有改变 |
| | ☐1 | 我偶尔感到犹豫不决或发现注意力经常分散 |
| | ☐2 | 我在大部分时间需要费劲才能集中注意力或做出决策 |
| | ☐3 | 我无法集中注意力阅读或无法做出简单的决定 |
| 11. 自我评价 | ☐0 | 我认为自己和其他人一样有价值和一样重要 |
| | ☐1 | 我比平时更会自我责备 |
| | ☐2 | 我通常认为自己会带给别人麻烦 |
| | ☐3 | 我几乎不断地在想自己的大小缺点 |
| 12. 自杀的念头 | ☐0 | 我没有想到自杀或死亡 |
| | ☐1 | 我感觉生命空虚或活着没有价值 |
| | ☐2 | 我在 1 个星期内有几次想到自杀或死亡，而且每次持续几分钟 |
| | ☐3 | 我在 1 天内有几次深入地想到自杀或死亡，或对自杀做过具体的计划，或曾经试图自杀 |

（待续）

| | | |
|---|---|---|
| 13. 一般兴趣 | □0 | 我对其他人或活动的兴趣和平时一样，没有改变 |
| | □1 | 我注意到以往自己感兴趣的事情/活动减少了 |
| | □2 | 我发现我只对一两种以往热衷的活动仍有兴趣 |
| | □3 | 我对以往热衷的活动几乎毫无兴趣 |
| 14. 体力 | □0 | 我的体力与平常没有不同 |
| | □1 | 我比平常更容易疲倦 |
| | □2 | 我需要费很大的劲才能开始或完成我的日常活动（如购物，功课，煮饭或上班） |
| | □3 | 我因为缺乏精力，无法完成大部分的日常生活 |
| 15. 感觉变慢 | □0 | 我的思维、行动和说话的速度正常 |
| | □1 | 我注意到自己的思维减缓或我的声音呆滞或单调 |
| | □2 | 我对多数问题都需要几秒钟才能做出反应，而且我确信自己的思维能力已经减缓 |
| | □3 | 如果没有极力鼓励，我经常无法对问题做出反应 |
| 16. 觉得坐立不安 | □0 | 我没有觉得坐立不安 |
| | □1 | 我经常觉得坐立不安，揉搓双手并经常变换坐姿 |
| | □2 | 我感觉有四处走动的冲动，而且感觉相当不安 |
| | □3 | 有时候我无法安静地坐着，需要四处走动 |
| 总分 | | |

# 附录 2-2

## Hamilton 抑郁量表 （HAMD）

| 项目 | 评分标准 | 评分 |
|------|----------|------|
| 1. 抑郁情绪 | 0=无症状；1=只在问到时才诉述；2=在谈话中自发地表达；3=不用言语也可以从表情、姿势、声音或欲哭中流露出这种情绪；4=病人的自发语言和非言语表达（表情、动作），几乎完全表现为这种情绪。 | |
| 2. 有罪感 | 0=无症状；1=责备自己，感到自己已连累他人；2=认为自己犯了罪，或反复思考以往的过失和错误；3=认为目前的疾病是对自己错误的惩罚，或有罪恶妄想；4=罪恶妄想伴有指责或威胁性幻觉。 | |
| 3. 自杀 | 0=无症状；1=觉得活着没有意思；2=希望自己已经死去，或常想到与有关死亡的事；3=消极观念（自杀念头）；4=有自杀行为。 | |
| 4. 入睡困难 | 0=无症状；1=主诉有时有入睡困难，即上床后半小时仍不能入睡；2=主诉每晚均入睡困难。 | |
| 5. 睡眠不深 | 0=无症状；1=睡眠浅、多噩梦；2=半夜（晚12点以前）曾醒来（不包括上厕所）。 | |
| 6. 早醒 | 0=无症状；1=有早醒，比平时早醒1小时，但能重新入睡；2=早醒后无法重新入睡。 | |
| 7. 工作和兴趣 | 0=无症状；1=提问时才诉述；2=自发地或间接表达对活动、工作或学习失去兴趣，如感到无精打采，犹豫不决，不能坚持或被强迫才能工作或活动；3=活动时间减少或效率降低，住院者每天病室劳动或娱乐不满3小时；4=因目前的疾病而停止工作，住院者不参加任何活动或者没有他人帮助就不能完成日常事务。 | |
| 8. 迟缓 | 0=无症状；1=精神检查发现轻度迟缓；2=精神检查发现明显的迟缓；3=精神检查困难；4=完全不能回答问题（木僵）。 | |

（待续）

| 项目 | 评分标准 | 评分 |
|------|---------|------|
| 9. 激越 | 0=无症状；1=检查时表现得有些心神不定；2=明显的心神不定或小动作多；3=不能静坐，检查中曾起立；4=搓手，咬手指，扯头发，咬嘴唇。 | |
| 10. 精神性焦虑 | 0=无症状；1=问及时诉述；2=自发地表达；3=表情和言谈流露出明显忧虑；4=明显惊恐。 | |
| 11. 躯体性焦虑 | 0=无症状；1=轻度；2=中度，有肯定的上述症状；3=重度，上述症状严重，影响生活或需要处理；4=严重影响生活和活动。 | |
| 12. 胃肠道症状 | 0=无症状；1=食欲减退，但不需他人鼓励便自行进食；2=进食需他人催促或请求或需要应用泻药或助消化药。 | |
| 13. 全身症状 | 0=无症状；1=四肢、背部或颈部沉重感，背痛，头痛，肌肉疼痛，全身乏力或疲倦；2=症状明显。 | |
| 14. 性症状 | 0=无症状；1=轻度；2=重度；3=不能肯定，或该项对被评者不适合（不记入总分）。 | |
| 15. 疑病 | 0=无症状；1=对身体健康过分关注；2=反复思考健康问题；3=有疑病妄想；4=伴幻觉的疑病妄想。 | |
| 16. 体重减轻 | 0=无症状；1=1周内体重减轻1斤以上；2=1周内体重减轻2斤以上。 | |
| 17. 自知力 | 0=知道自己有病，表现为忧郁；1=知道自己有病，但归于伙食太差、环境问题、工作过忙、病毒感染或需要休息等；2=完全否认有病。 | |

# 附录 2-3

## Montgomery-Asberg 抑郁量表（MADRS）

1. 观察到的抑郁：指反映在言语、表情和姿势方面的悲伤忧郁和沮丧失望。按观察到的抑郁程度和"高兴不起来"的程度评分。

分值　程度

- □0 无
- □1
- □2 看起来是悲伤的，但能使之高兴一些
- □3
- □4 突出的悲伤忧郁，但其情绪仍可受外界环境影响
- □5
- □6 整天抑郁，极度严重

2. 抑郁诉述：指主观体验到的心境，包括心境抑郁、情绪低落、沮丧失望、感到无助或其他类似诉述，按其强度、时间及受环境经历影响的程度评定。

分值　程度

- □0 在日常心境中偶有抑郁
- □1
- □2 有抑郁或情绪低沉，但可使之愉快些
- □3
- □4 沉湎于抑郁沮丧心境中，但环境仍可对心境有些影响
- □5
- □6 持久不断的深度抑郁沮丧

3. 内心紧张：指讲不清楚的不舒服，紧张不安、内心混乱、精神紧张直至苦恼和恐怖。按照对被试需要的安慰保证的程度、频度、时间及范围评定。

分值　程度

- □0 平静，偶有瞬间的紧张
- □1
- □2 偶有紧张不安及难以言明的不舒服感
- □3
- □4 持久的内心紧张，或间歇呈现的恐惧状态，要花费相当努力方能克制
- □5
- □6 持续的恐惧和苦恼，极度惊恐

4. 睡眠减少：指与往常相比，主观体验的睡眠深度或持续时间减少。

分值　程度

- □0 睡眠如常
- □1
- □2 轻度入睡困难，或睡眠较浅，或时睡时醒
- □3
- □4 睡眠减少或睡眠中断
- □5
- □6 每天睡眠总时间不超过 2~3 小时

5. 食欲减退：指与以往健康时相比，食欲有所减退或丧失

分值　程度

- □0 食欲正常或增进
- □1
- □2 轻度食欲减退
- □3
- □4 没有食欲，食而无味
- □5
- □6 不愿进食，需他人帮助

6. 注意集中困难：指难以集中思想，直至完全不能集中思想。

分值　程度

- □0 无
- □1
- □2 偶有思想集中困难
- □3
- □4 思想难以集中，以致干扰阅读或交谈
- □5
- □6 完全无法集中思想，无法阅读

7. 懒散：指日常活动的发动困难或缓慢，或可意译为始动困难。

分值　程度

- □0 活动发动并无困难，动作不慢
- □1
- □2 有始动困难
- □3
- □4 即使简单的日常活动也难以发动，需花很大努力
- □5
- □6 完全呈懒散状态，无人帮助什么也干不了

8. 感受不能：指主观上对周围环境或原先感兴趣的活动缺乏兴趣，对周围事物或人们情感反应的能力减退。

分值　程度

- □0 对周围人和物的兴趣正常
- □1
- □2 对日常趣事的享受减退
- □3
- □4 对周围不感兴趣，对朋友和熟人缺乏感情
- □5
- □6 呈情感麻木状态，不能体验愤怒、悲伤和愉快，对亲友全无感情

9. 悲观思想：指自责、自罪、自卑、悔恨和自我毁灭等想法。

分值　程度

- □0 无
- □1
- □2 时有时无的失败、自责和自卑感
- □3
- □4 持久的自责或肯定的但尚有情理的自罪，对前途悲观
- □5
- □6 自我毁灭、自我悔恨或感罪恶深重的妄想，荒谬绝伦、难以动摇的自我谴责

10. 自杀观念：指感到生命无价值，宁可死去，具自杀的意念或准备。

| 分值　程度 |
| --- |
| □0 无 |
| □1 |
| □2 对生活厌倦，偶有瞬间即逝的自杀念头 |
| □3 |
| □4 感到不如死了的好，常有自杀念头，认为自杀是一种可能的自我解决的方法，但尚无切实的自杀计划 |
| □5 |
| □6 已拟适合时机的自杀计划，并积极准备 |

# 附录2-4

## 亚利桑那性体验量表（ASEX）——男性

对于每一项条目，请注明您在过去1周的整体水平，包括今天。

| | 极强烈 | 很强 | 有些强烈 | 有些弱 | 很弱 | 无性欲 |
|---|---|---|---|---|---|---|
| 1. 您的性欲有多强？ | | | | | | |
| 2. 您的性欲容易被唤起（点燃）吗？ | | | | | | |
| 3. 您能轻松地获得并保持勃起吗？ | | | | | | |
| 4. 您能轻易达到性高潮吗？ | | | | | | |
| 5. 您对您的性高潮满意吗？ | | | | | | |

# 附录2-5

## 亚利桑那性体验量表（ASEX）——女性

对于每一项条目，请注明您在过去1周的整体水平，包括今天。

| | 极强烈 | 很强 | 有些强烈 | 有些弱 | 很弱 | 无性欲 |
|---|---|---|---|---|---|---|
| 1. 您的性欲有多强？ | | | | | | |
| 2. 您的性欲容易被唤起（点燃）吗？ | | | | | | |
| 3. 您的阴道在性交时能轻松变得潮湿或湿吗？ | | | | | | |
| 4. 您能轻易达到性高潮吗？ | | | | | | |
| 5. 您对您的性高潮满意吗？ | | | | | | |

## 附录 2-6

### 贝克（Beck）抑郁量表

每个项目按程度分成 0~3 级，根据最近 1 个星期以来的情绪状况，选择并记录 4 种等级中符合你的情况的一种。

---

1. (0) 我没有感到悲伤
   (1) 我有时感到悲伤
   (2) 我总是感到悲伤，很难摆脱
   (3) 我感到极度悲伤，甚至不能自制

2. (0) 我对未来充满信心
   (1) 我对未来信心不足
   (2) 我对未来没什么可期待
   (3) 我感到未来毫无希望，情况也不会有所改善

3. (0) 我没有失败的感觉
   (1) 我感到自己比一般人失败多一些
   (2) 当我回顾过去时看到的都是失败
   (3) 我感到自己总是失败，毫无出息

4. (0) 我对做过的事没有什么不满意的
   (1) 我对做过的事，不太满意
   (2) 我对任何事情都感到不满意
   (3) 我对一切都感到厌倦

5. (0) 我没有任何罪恶感
   (1) 我有时感到自己有罪
   (2) 大部分时间里，我感到自己有罪
   (3) 我总是觉得自己有罪

6. (0) 我不认为会受到惩罚
   (1) 我感到可能会受到惩罚
   (2) 我预感我会受到惩罚
   (3) 我感到自己正受到惩罚

12. (0) 我对别人没有失去兴趣
    (1) 与过去相比，我对别人的兴趣减退了
    (2) 我对别人已没有多大兴趣
    (3) 我对别人已没有兴趣

13. (0) 我像往常一样，自己可以决定事情
    (1) 与过去相比，我常推迟做决定
    (2) 与过去相比，我常难以做出决定
    (3) 我无法做出任何决定

14. (0) 我感到自己各方面跟过去一样
    (1) 我担心自己在变老或失去魅力
    (2) 我感到青春已逝去而失去魅力
    (3) 我认为自己很丑

15. (0) 我能和往常一样地工作
    (1) 做某些事情要付出很大的努力
    (2) 我不得不强迫自己去做事情
    (3) 我什么事也干不了

16. (0) 我与以前一样睡眠很好
    (1) 我不如从前睡得香
    (2) 我比过去早一两个小时醒来，而且再难以入睡
    (3) 我比过去早几个小时醒来，而且再也无法入睡

17. (0) 我如往常一样不知疲倦
    (1) 我比过去容易疲倦
    (2) 我做什么事情都容易疲倦
    (3) 我疲乏得不愿意做任何事情

7. (0) 我从未有大失所望的感觉
   (1) 我有时对自己感到失望
   (2) 我对自己感到厌恶
   (3) 我十分憎恨自己

8. (0) 我从不认为我比别人差
   (1) 我对自己的缺点和错误常感到不满意
   (2) 我总是在责备自己的失败
   (3) 我对所有的过错总是谴责自己

9. (0) 我从来没有想到过自杀
   (1) 我想过自杀，但没有干过
   (2) 我有时想要去自杀
   (3) 如果有机会，我会自杀的

10. (0) 我不像一般人那样爱哭
    (1) 我比过去爱哭了
    (2) 我近来总是爱哭
    (3) 我过去总爱哭，但现在想哭也哭不出来

11. (0) 我不像以往那样焦急
    (1) 我比过去容易焦急和烦恼
    (2) 我总是非常焦急
    (3) 任何一件事都会使我焦急

18. (0) 我的食欲和以前一样好
    (1) 我的食欲不如以前好
    (2) 我的食欲很差
    (3) 我没有一点食欲

19. (0) 近来我的体重没有变化
    (1) 我的体重减轻了 2 kg 多
    (2) 我的体重减轻了 5 kg 多
    (3) 我的体重减轻了 7 kg 多

20. (0) 我从来都不担心自己的健康
    (1) 我开始担心自己的健康
    (2) 我很担心自己的健康
    (3) 我非常担心自己的健康，甚至想不到别的事情

21. (0) 我最近的性兴趣跟过去一样
    (1) 我不像往常那样对性事感兴趣
    (2) 我现在对性事没有多大兴趣
    (3) 我对性完全失去兴趣

## 附录 2-7

### 患者抑郁自评工具（9 条目患者健康问卷）（PHQ-9）

| 问题 | 选项 |
|---|---|
| 1. 做事时提不起劲或没有兴趣 | ①完全不会 ②好几天 ③一半以上的天数 ④几乎每天 |
| 2. 感到心情低落、沮丧或绝望 | ①完全不会 ②好几天 ③一半以上的天数 ④几乎每天 |
| 3. 入睡困难、睡不安或睡眠过多 | ①完全不会 ②好几天 ③一半以上的天数 ④几乎每天 |
| 4. 感觉疲倦或没有活力 | ①完全不会 ②好几天 ③一半以上的天数 ④几乎每天 |
| 5. 食欲不振或吃太多 | ①完全不会 ②好几天 ③一半以上的天数 ④几乎每天 |
| 6. 觉得自己很糟——或觉得自己很失败，或让自己或家人失望 | ①完全不会 ②好几天 ③一半以上的天数 ④几乎每天 |
| 7. 对事物专注有困难，例如阅读报纸或看电视时 | ①完全不会 ②好几天 ③一半以上的天数 ④几乎每天 |
| 8. 动作或说话速度缓慢到别人已经觉察，或正好相反——烦躁或坐立不安、动来动去的情况更胜于平常 | ①完全不会 ②好几天 ③一半以上的天数 ④几乎每天 |
| 9. 有不如死掉或用某种方式伤害自己的念头 | ①完全不会 ②好几天 ③一半以上的天数 ④几乎每天 |

评分规则：①完全不会=0 分；②好几天=1 分；③一半以上的天数=2 分；④几乎每天=3 分。总分 0~27 分。

## PHQ-9 量表的评分规则及治疗建议

| 分值 | 结果分析 | 治疗建议 |
|------|----------|----------|
| 0~4 分 | 没有抑郁 | 无 |
| 5~9 分 | 轻度抑郁 | 观察等待：随访时复查 PHQ-9 |
| 10~14 分 | 中度抑郁 | 制定治疗计划，考虑咨询，随访和（或）药物治疗 |
| 15~19 分 | 中重度抑郁 | 积极药物治疗和（或）心理治疗 |
| 20~27 分 | 重度抑郁 | 立即首先选择药物治疗，若严重损伤或对治疗无效，建议转移至精神疾病专家，进行心理治疗和（或）综合治疗 |

## 附录 2-8
### Zung 抑郁自评量表（Self-rating Depression Scale, SDS）

填表注意事项：下面有 20 条题目，请仔细阅读每一条，把意思弄明白，每一条文字后有四个格，分别表示：A：没有或很少时间（过去 1 周内，出现这类情况的日子不超过 1 天）；B：小部分时间（过去 1 周内，有 1~2 天有过这类情况）；C：相当多时间（过去 1 周内，3~4 天有过这类情况）；D：绝大部分或全部时间（过去 1 周内，有 5~7 天有过这类情况）。根据你最近 1 个星期的实际情况进行选择。

| 问题 | 1 没有或很少时间 | 2 小部分时间 | 3 相当多时间 | 4 绝大部分或全部时间 |
|---|---|---|---|---|
| 1. 我觉得闷闷不乐，情绪低沉 | | | | |
| 2. 我觉得一天之中早晨最好 | | | | |
| 3. 我一阵阵地哭出来或是想哭 | | | | |
| 4. 我晚上睡眠不好 | | | | |
| 5. 我吃的和平时一样多 | | | | |
| 6. 我与异性接触时和以往一样感到愉快 | | | | |
| 7. 我发觉我的体重在下降 | | | | |
| 8. 我有便秘的苦恼 | | | | |
| 9. 我心跳比平时快 | | | | |
| 10. 我无缘无故感到疲乏 | | | | |
| 11. 我的头脑和平时一样清楚 | | | | |
| 12. 我觉得经常做的事情并没有困难 | | | | |
| 13. 我觉得不安而平静不下来 | | | | |
| 14. 我对将来抱有希望 | | | | |
| 15. 我比平常容易激动 | | | | |
| 16. 我觉得做出决定是容易的 | | | | |
| 17. 我觉得自己是个有用的人，有人需要我 | | | | |
| 18. 我的生活过得很有意思 | | | | |
| 19. 我认为如果我死了别人会生活得更好些 | | | | |
| 20. 平常感兴趣的事我仍然照样感兴趣 | | | | |

# 附录2-9

## Yong 躁狂量表（YMRS）

| 症状 | 分级及计分标准 | 评分 |
|---|---|---|
| 1. 心境高涨 | （0）无；（1）被问及时有轻度的或可能的增高；（2）主观感到有肯定的心境增高：乐观、自信、愉悦，尚与情境相称；（3）情绪亢奋：与心境不相称，滑稽可笑；（4）欣快，不恰当的发笑，唱歌。 | |
| 2. 行为活动/精力增加 | （0）正常；（1）主观感觉增加；（2）活跃，手势增加；（3）精力过剩，有时活动亢奋，不安宁（尚可安静下来）；（4）运动性兴奋，持续的活动过度（不能安静下来）。 | |
| 3. 性兴趣 | （0）正常，没有增加；（1）轻度的或可能增加；（2）被问及时有肯定的增加；（3）自发性的性反应：详细描述有关性的事；（4）明显的性举动（针对患者、工作人员或检查者）。 | |
| 4. 睡眠 | （0）患者回答睡眠没有减少；（1）睡眠比平时减少1小时；（2）睡眠比平时减少1小时以上；（3）自述睡眠需求减少；（4）否认睡眠需要。 | |
| 5. 易激惹 | （0）无；（2）主观感觉增加；（4）在检查中有时易激惹，近期在病房中有愤怒或恼怒发作；（6）在检查中经常不耐烦，自始至终回答简短、生硬；（8）敌意，不合作，检查无法进行。 | |
| 6. 言语（速度及数量） | （0）无增多；（2）感觉话多；（4）有时语速或语量增加或啰嗦；（6）紧迫，持续的语速及语量增加，难以打断；（8）急迫，无法打断，说个不停。 | |
| 7. 言语（思维障碍） | （0）无；（1）赘述，轻度分散，思维敏捷；（2）分散，失去思维的目标，经常改变话题，思维加速；（3）思维奔逸，离题，难以跟上其思路，音联，模仿言语；（4）语无伦次，无法交流。 | |
| 8. 患者思维内容 | （0）正常；（2）可疑的计划，新的兴趣；（4）特殊的计划，超宗教观念；（6）夸大或偏执的观念，牵连观念；（8）妄想，幻觉。 | |

（待续）

| 症状 | 分级及计分标准 | 评分 |
|---|---|---|
| 9. 攻击-破坏性行为 | （0）无，合作；（2）好挖苦人，时常提高嗓门，戒心；（4）需求过多，在病区中威胁；（6）检查中威胁检查者，大声喊叫，检查困难；（8）好斗，破坏性，无法检查。 | |
| 10. 仪表 | （0）穿戴修饰得体；（1）稍微不整洁；（2）修饰不佳，中等蓬乱，过分穿着；（3）穿戴凌乱，衣冠不整，装扮过分；（4）极度邋遢，奇装异服。 | |
| 11. 自知力 | （0）有，承认有病，同意需要治疗；（1）承认可能有病；（2）承认有行为改变，但否认有病；（3）承认可能有行为改变，但否认有病；（4）否认任何行为改变。 | |
| 总分 | | |

# 附录 2-10

## HCL-32 项症状清单（自评量表）

导入语：个人在一生中的不同时期都会体验到精力、活力及情绪上的变化或波动（"高涨"与"低落"），此问卷的目的旨在评估您在"高涨"时期的特点，请您根据自己的情况在□内√出。

自我心境状态评估

首先，跟平常的状态比起来，您今天的感觉如何？

1）比平常差多了　　2）比平常差　3）比平常差一点

4）跟平常差不多好　5）比平常好　6）比平常好一点　7）比平常好很多

请试着回忆当您处于"高涨"状态时，您那时的感觉如何？（不管您现在的状态如何，请您对下列所有的描述进行回答）在"高涨"状态下：回答"是"或"否"

| | | 是 | 否 |
|---|---|---|---|
| 1 | 您需要的睡眠比平时少 | | |
| 2 | 您感觉比平时更有精力及活动增多 | | |
| 3 | 您比平时更自信 | | |
| 4 | 您更加喜欢工作 | | |
| 5 | 您社交活动增多（打电话比平时多、外出比平时多） | | |
| 6 | 您想去旅行，而且旅行的确比平时多 | | |
| 7 | 您开车比平时快，或开车不顾危险 | | |
| 8 | 您花钱比平时多，或花了太多钱 | | |
| 9 | 在日常生活中，您比平时更冒险（在工作或其他活动上） | | |
| 10 | 您活动量增多（如体育活动等） | | |
| 11 | 您有更多的打算，或计划更多的活 | | |
| 12 | 您有更多的点子，或更具有创造力 | | |
| 13 | 您变得不害羞、不胆怯 | | |
| 14 | 您会穿颜色更加鲜艳的衣服，或打扮更时髦 | | |
| 15 | 您想和更多的人接触，或者的确接触了更多的人 | | |
| 16 | 您对"性"更感兴趣，或性欲增强 | | |

（待续）

| 17 | 您更喜欢找异性聊天，或性活动比平时多 |
| --- | --- |
| 18 | 您比平时健谈 |
| 19 | 您思维更加敏捷 |
| 20 | 您讲话时会开更多的玩笑，或说更多双关语 |
| 21 | 您比平时容易分心 |
| 22 | 您会更多地尝试各种新事物 |
| 23 | 您的思绪经常从一个话题跳到另一个话题 |
| 24 | 您做事比平时快，或觉得更顺手 |
| 25 | 您更加没有耐心，或更容易生气 |
| 26 | 您令别人疲惫不堪，或更容易对别人发怒 |
| 27 | 您与他人的争吵增多 |
| 28 | 您的情绪变得高涨、更乐观 |
| 29 | 您喝咖啡比平时多 |
| 30 | 您抽烟比平时多 |
| 31 | 您喝酒比平时多 |
| 32 | 您比平时服用更多的药物（镇静剂、抗焦虑剂、兴奋剂等） |

# 附录 2-11

## 心境障碍问卷（MDQ）

1　您是否曾经有一段时间和平时不一样，并且在那段时间里有　　是　　否
以下表现：

1）您感到非常好或非常开心，但其他人认为您与平时的状态不一样，或者还由于这种特别开心、兴奋带来麻烦？

2）您容易发脾气，经常大声指责别人，或与别人争吵或打架？

3）您比平时更自信？

4）您比平时睡的少，而且不想睡？

5）您话比平时多，或说话速度比平时快？

6）您觉得脑子灵活，反应比平时快，或难以减慢您的思维？

7）您很容易被周围的事物干扰，以至于不能集中注意力？

8）您的精力比平时好？

9）您比平时积极主动，或比平时做更多的事情？

10）您比平时喜欢社交或者外出，如半夜仍给朋友打电话？

11）您的性欲比平时强？

12）您做了一些平时不会做的事情，别人认为那些事情有些过分、愚蠢或者冒险？

13）您花钱太多，使自己或家庭陷入困境？

2　如果您有上述情况的 2 种或 2 种以上，这些情况是否同期发生过？

3　上述情况对您影响有多严重？（如，不能工作，出现家庭、经济或法律问题，陷入争吵或打架中）
没影响□　轻微影响□　中度影响□　重度影响□

# 附录 2-12

## 抗抑郁剂副反应量表（SERS）

【项目和评定标准】SERS 中所有项目均采用 0~3 分的 4 级评分法，各项的标准为：（0）没有；（1）轻度；（2）中度；（3）重度。

1. **躯体疲倦**：（0）无；（1）轻度疲劳，但不需要额外的休息；（2）有时或非常疲劳而不得不卧床和休息；（3）整天卧床。

2. **头痛（不管是否用了解痛药）**：（0）无；（1）偶尔；（2）持续性中度头痛或偶尔严重头痛；（3）持续的严重头痛。

3. **睡眠障碍（不管是否用安眠药）**：（0）正常睡眠；（1）轻度睡眠障碍；（2）只睡 3 小时；（3）睡眠少于 3 小时。

4. **头晕**：（0）无；（1）偶尔轻度头晕；（2）持续性地轻度头晕；（3）持续性地头晕而不得不躺下。

5. **直立性虚脱**：（0）没有；（1）轻度；（2）中度；（3）重度。

6. **心悸**：（0）没有；（1）稍有些心悸；（2）有时心悸；（3）经常心悸。

7. **震颤**：（0）无；（1）轻度震颤，活动不受到损伤；（3）严重的震颤。

8. **出汗**：（0）正常；（1）轻度增加（手心湿）；（2）明显增加（衣服湿）；（3）出汗甚多（多次换衣服）。

9. **口干**：（0）无；（1）有些，但没有主观的不适感；（2）明显，但不严重或不觉痛苦；（3）严重，说话困难。

10. **便秘**：（0）无；（1）有些便秘；（2）确实有便秘问题；（3）4 天或 4 天以上没有排便运动。

11. **排尿障碍**：（0）无；（1）排尿有些困难；（2）在排空膀胱时确有困难，需要治疗；（3）尿潴留。

12. **嗜睡**：（0）无；（1）轻度；（2）中度，对日常生活有些妨碍；（3）严重，影响每日的常规工作。

13. **性功能障碍**：（0）无；（1）轻度损伤；（2）中度损伤；（3）严重损伤。

14. **其他症状**：（0）没有；（1）轻度；（2）中度；（3）重度。

# 附录 2-13

## 药物依从性评定量表

### (Medication Adherence Rating Scale，MARS)

自评过去 1 周的服药依从性。

---

1. 是否曾经忘记服药？　　　　　　　　　　　　　　　　　　是　　否

2. 你是否有时会因为一时大意而忘记服药？

3. 当你身体状况比较好时，有时是否会因此忘记服药？

4. 你是否会因为服药后感到身体状况变差而停止服药？

5. 只有在当你觉得自己生病时，你才会服药。

6. 以药物控制你的身体与心理，对你而言是不自然的。

7. 通过药物让你思考更清楚。

8. 在持续服药的情况下，你可以避免生病。

9. 当你服药时，你会有一种奇怪的感觉，觉得自己像"活死人"、
"怪人"一般。

10. 药物让你觉得很累很迟钝。

---

除条目 7 和 8 回答"是"记 1 分外，其他条目回答"否"记 1 分。

## 附录 2-14

### 生活质量量表（SF-12）

请选择您在既往 4 周内的自我感觉和日常生活能力的选项

1. 总体而言，您认为您的健康状况是：　　☞1 极好　☞2 很好　☞3 好　☞4 一般　☞5 差

2. 下列问题是关于您日常生活中可能进行的活动。以您目前的健康状况是否会限制您从事这些活动？如果有的话，程度如何？

（1）中等强度的活动，比如搬桌子、使用吸尘器清洁地面、玩保龄球或打太极拳　　☞1 有很大限制　　☞2 有一点限制　　☞3 没有任何限制

（2）上几层楼梯　　☞1 有很大限制　　☞2 有一点限制　　☞3 没有任何限制

3. 在过去 4 个星期里，您在工作或其他日常活动中，有多少时间会因为身体健康的原因而遇到下列的问题？

（1）实际做完的比想做的要少　　☞1 常常如此　☞2 大部分时间　☞3 有时　☞4 偶尔　☞5 从来没有

（2）工作或其他活动的种类受到限制　　☞1 常常如此　☞2 大部分　☞3 有时　☞4 偶尔　☞5 从来没有

4. 在过去的 4 个星期里，您在工作或其他日常活动中，有多少时间由于情绪方面的原因（比如感到沮丧或焦虑）遇到下列的问题？

（1）实际做完的比想做的要少　　☞1 常常如此　☞2 大部分时间　☞3 有时　☞4 偶尔　☞5 从来没有

（2）工作时或从事其他活动时不如往常细心了　　☞1 常常如此　☞2 大部分时间　☞3 有时　☞4 偶尔　☞5 从来没有

5. 在过去 4 个星期里，您身体上的疼痛对您的日常工作（包括上班和家务）有多大影响？　　☞1 毫无影响　☞2 有很少影响　☞3 有一些影响　☞4 有较大影响　☞5 有极大影响

6. 下列问题是有关您在过去 4 个星期里您觉得怎样和您其他的情况。针对每一个问题，请选择一个最接近您的感觉的答案。在过去 4 个星期里，有多少时间：

（待续）

| | |
|---|---|
| （1）您感到心平气和？ | ☞1 常常如此　☞2 大部分时间　☞3 有时<br>☞4 偶尔　　　☞5 从来没有 |
| （2）您感到精力充沛？ | ☞1 常常如此　☞2 大部分时间　☞3 有时<br>☞4 偶尔　　　☞5 从来没有 |
| （3）您觉得心情不好，闷闷不乐？ | ☞1 常常如此　☞2 大部分时间　☞3 有时<br>☞4 偶尔　　　☞5 从来没有 |
| 7. 在过去 4 个星期里，有多少时间由于您的身体健康或情绪问题妨碍了您的社交活动（比如探亲、访友等)？ | ☞1 常常有妨碍　☞2 大部分时间有妨碍<br>□3 有时有妨碍　☞4 偶尔有妨碍　☞5 从来没有妨碍 |

# 附录3：循证证据分级表

| 文献序号 | 所属章节 | 文献题目 | 证据分级 |
|---|---|---|---|
| 38 | 第3章二、 | Review of maintenance trials for major depressive disorder：a 25-year perspective from the US Food and Drug Administration. | 1 |
| 39 | | Three-year outcomes for maintenance therapies in recurrent depression. | 2 |
| 40 | | Five-year outcome for maintenance therapies in recurrent depression. | 2 |
| 41 | | Antidepressant maintenance medications：when to discontinue and how to stop. | 4 |
| 43 | 第3章二、（一） | Complementary and alternative therapies as add-on to pharmacotherapy for mood and anxiety disorders：a systematic review. | 1 |
| 45 | 第3章二、（一）2. | Clinical effectiveness and cost-effectiveness of cognitive behavioural therapy as an adjunct to pharmacotherapy for treatment-resistant depression in primary care：the CoBalT randomised controlled trial. | 2 |
| 48 | | Canadian Network for Mood and Anxiety Treatments（CANMAT）and International Society for Bipolar Disorders（ISBD）collaborative update of CANMAT guidelines for the management of patients with bipolar disorder：update 2009. | 1 |
| 67 | 第3章二、（二） | Continuation drug therapy for major depressive episodes：how long should it be maintained?. | 4 |

（待续）

| 文献序号 | 所属章节 | 文献题目 | 证据分级 |
|---|---|---|---|
| 68 | | The treatment of chronic depression, part 2: a double-blind, randomized trial of sertraline and imipramine. | 2 |
| 70 | | Lithium augmentation in treatment-resistant depression: meta-analysis of placebo-controlled studies. | 1 |
| 72 | | Psychotherapy and medication in the treatment of adult and geriatric depression: which monotherapy or combined treatment?. | 1 |
| 73 | | Preventing relapse/recurrence in recurrent depression with cognitive therapy: a randomized controlled trial. | 2 |
| 75 | | Efficacy of the sequential integration of psychotherapy and pharmacotherapy in major depressive disorder: a preliminary meta-analysis. | 1 |
| 63 | | Relapse during continuation pharmacotherapy after acute response to ECT: a comparison of usual care versus protocolized treatment. | 2 |
| 64 | | Continuation pharmacotherapy in the prevention of relapse following electroconvulsive therapy: a randomized controlled trial. | 2 |
| 76 | | DSM melancholic features are unreliable predictors of ECT response: a CORE publication. | 2 |
| 80 | | Treatment approaches to major depressive disorder relapse. Part 1: dose increase. | 2 |
| 38 | 第3章二、（三） | Review of maintenance trials for major depressive disorder: a 25-year perspective from the US Food and Drug Administration. | 1 |

（待续）

续附录3

| 文献<br>序号 | 所属章节 | 文献题目 | 证据<br>分级 |
|---|---|---|---|
| 92 | | Meta-analysis of major depressive disorder relapse and recurrence with second-generation antidepressants. | 1 |
| 98 | | Lithium versus antidepressants in the long-term treatment of unipolar affective disorder. | 1 |
| 83 | | How often do SSRIs and other new-generation antidepressants lose their effect during continuation treatment? Evidence suggesting the rate of true tachyphylaxis during continuation treatment is low. | 1 |
| 101 | | Dual reuptake inhibitors incur lower rates of tachyphylaxis than selective serotonin reuptake inhibitors: a retrospective study. | 3 |
| 102 | | Treatment approaches to major depressive disorder relapse. Part 2: reinitiation of antidepressant treatment. | 2 |
| 103 | | Nortriptyline and interpersonal psychotherapy as maintenance therapies for recurrent major depression: a randomized controlled trial in patients older than 59 years. | 2 |
| 104 | | Psychiatrists' responses to failure of maintenance therapy with antidepressants. | 4 |
| 91 | | Continuation and maintenance pharmacotherapy for unipolar and bipolar mood disorders. | 1 |
| 106 | | Relapse after recovery from unipolar depression: a critical review. | 4 |
| 97 | | Systematic review and guide to selection of selective serotonin reuptake inhibitors. | 1 |

（待续）

| 文献序号 | 所属章节 | 文献题目 | 证据分级 |
|---|---|---|---|
| 108 | 第 3 章二、（四） | Antidepressant withdrawal syndromes：evidence supporting the cholinergic overdrive hypothesis. | 3 |
| 109 | | Serotonin reuptake inhibitor withdrawal. | 3 |
| 112 | | Antidepressant withdrawal symptoms-telephone calls to a national medication helpline. | 3 |
| 116 | 第 3 章三、（一）1. | Disease management programs for depression：a systematic review and meta-analysis of randomized controlled trials. | 1 |
| 118 | | Efficacy and effectiveness of antidepressants：current status of research. | 1 |
| 119 | | Randomized，placebo-controlled trials of antidepressants for acute major depression：thirty-year meta-analytic review. | 1 |
| 120 | | Chronic disease management for depression in primary care：a summary of the current literature and implications for practice. | 1 |
| 121 | | Case identification of depression in patients with chronic physical health problems：a diagnostic accuracy meta-analysis of 113 studies. | 1 |
| 122 | | Consensus recommendations for improving adherence，self-management，and outcomes in patients with depression. | 4 |
| 125 | | Self-report and clinician-rated measures of depression severity：can one replace the other? | 3 |
| 127 | | An algorithm for the pharmacological treatment of depression. | 1 |
| 128 | | Health service patterns indicate potential benefit of supported self-management for depression in primary care. | 3 |

（待续）

| 文献序号 | 所属章节 | 文献题目 | 证据分级 |
|---|---|---|---|
| 129 | | Antidepressant drug effects and depression severity: a patient-level meta-analysis. | 1 |
| 130 | | Sex differences in antidepressant response in recent antidepressant clinical trials. | 1 |
| 131 | | Duloxetine efficacy for major depressive disorder in male vs. female patients: data from 7 randomized, double-blind, placebo-controlled trials. | 1 |
| 132 | | Relative antidepressant efficacy of bupropion and the selective serotonin reuptake inhibitors in major depressive disorder: gender-age interactions. | 1 |
| 133 | | Nefazodone pharmacokinetics in depressed children and adolescents. | 3 |
| 134 | | Venlafaxine ER as a treatment for generalized anxiety disorder in older adults: pooled analysis of five randomized placebo-controlled clinical trials. | 1 |
| 135 | | Antidepressant dose, age, and the risk of deliberate self-harm. | 3 |
| 136 | | Clinical features of patients with treatment-emergent suicidal behavior following initiation of paroxetine therapy. | 1 |
| 137 | | Meta-analysis of suicidality in placebo-controlled clinical trials of adults taking bupropion. | 1 |
| 141 | | Characterization of treatment resistant depression episodes in a cohort of patients from a US commercial claims database. | 3 |
| 143 | | Pharmacological treatment for psychotic depression. | 1 |

（待续）

| 文献序号 | 所属章节 | 文献题目 | 证据分级 |
|---|---|---|---|
| 144 | | A meta-analysis of early sustained response rates between antidepressants and placebo for the treatment of major depressive disorder. | 1 |
| 145 | | Is there a delay in the antidepressant effect? A meta-analysis. | 1 |
| 146 | | Early onset of selective serotonin reuptake inhibitor antidepressant action: systematic review and meta-analysis. | 1 |
| 147 | | The onset of effect for escitalopram and its relevance for the clinical management of depression. | 1 |
| 149 | | Strategies and tactics in the treatment of chronic depression. | 1 |
| 150 | | Partial response, nonresponse, and relapse with selective serotonin reuptake inhibitors in major depression: a survey of current "next-step" practices. | 3 |
| 151 | | Dose escalation for insufficient response to standard-dose selective serotonin reuptake inhibitors in major depressive disorder: systematic review. | 1 |
| 152 | | Switching antidepressants after a first selective serotonin reuptake inhibitor in major depressive disorder: a systematic review. | 1 |
| 153 | | Early improvement in the first 2 weeks as a predictor of treatment outcome in patients with major depressive disorder: a meta-analysis including 6562 patients. | 1 |
| 154 | | Strategies for managing depression refractory to selective serotonin reuptake inhibitor treatment: a survey of clinicians. | 1 |
| 155 | | Treatment of SSRI-resistant depression: a meta-analysis comparing within- versus across-class switches. | 1 |

（待续）

续附录3

| 文献序号 | 所属章节 | 文献题目 | 证据分级 |
|---|---|---|---|
| 158 | | A double-blind, placebo-controlled study of antidepressant augmentation with mirtazapine. | 2 |
| 159 | | Benefits from mianserin augmentation of fluoxetine in patients with major depression non-responders to fluoxetine alone. | 2 |
| 160 | | Treatment strategies in patients with major depression not responding to first-line sertraline treatment. A randomised study of extended duration of treatment, dose increase or mianserin augmentation. | 2 |
| 161 | | Tranylcypromine versus venlafaxine plus mirtazapine following three failed antidepressant medication trials for depression: a STAR * D report. | 2 |
| 164 | | Acceleration and augmentation of antidepressants with lithium for depressive disorders: two meta-analyses of randomized, placebo-controlled trials. | 1 |
| 166 | | Lithium augmentation of nortriptyline for subjects resistant to multiple antidepressants. | 2 |
| 167 | | The efficacy and safety of aripiprazole as adjunctive therapy in major depressive disorder: a multicenter, randomized, double-blind, placebo-controlled study. | 2 |
| 168 | | The efficacy and safety of aripiprazole as adjunctive therapy in major depressive disorder: a second multicenter, randomized, double-blind, placebo-controlled study. | 2 |
| 169 | | A randomized, double-blind comparison of olanzapine/fluoxetine combination, olanzapine, and fluoxetine in treatment-resistant major depressive disorder. | 2 |

（待续）

| 文献序号 | 所属章节 | 文献题目 | 证据分级 |
|---|---|---|---|
| 170 | | Meta-analysis on the efficacy and tolerability of the augmentation of antidepressants with atypical antipsychotics in patients with major depressive disorder. | 1 |
| 173 | | A comparison of lithium and T（3）augmentation following two failed medication treatments for depression：a STAR * D report. | 2 |
| 94 | | The Prevention of Recurrent Episodes of Depression with Venlafaxine for Two Years（PREVENT）Study：Outcomes from the 2-year and combined maintenance phases. | 2 |
| 175 | | Relapse prevention with antidepressant drug treatment in depressive disorders：a systematic review. | 1 |
| 176 | | Maintenance treatment of major depression in old age. | 2 |
| 178 | | Evidence that patients with single versus recurrent depressive episodes are differentially sensitive to treatment discontinuation：a meta-analysis of placebo-controlled randomized trials. | 1 |
| 179 | | Psychoeducational treatment and prevention of depression：the "Coping with Depression" course thirty years later. | 1 |
| 180 | | Computer-delivered and web-based interventions to improve depression, anxiety, and psychological well-being of university students：a systematic review and meta-analysis. | 1 |
| 181 | | Effectiveness of pharmacist care in the improvement of adherence to antidepressants：a systematic review and meta-analysis. | 1 |
| 182 | | Closing the quality gap：revisiting the state of the science（vol. 4：medication adherence interventions：comparative effectiveness）. | 1 |

（待续）

| 文献序号 | 所属章节 | 文献题目 | 证据分级 |
|---|---|---|---|
| 183 | | Patient experiences of depression and anxiety with chronic disease: a systematic review and qualitative meta-synthesis. | 1 |
| 184 | | Comorbidity of personality disorders in mood disorders: a meta-analytic review of 122 studies from 1988 to 2010. | 1 |
| 185 | | Mood disorders medications: predictors of nonadherence - review of the current literature. | 1 |
| 186 | | Treatment of comorbid alcohol use disorders and depression with cognitive-behavioural therapy and motivational interviewing: a meta-analysis. | 1 |
| 187 | | The co-occurrence of major depressive disorder among individuals with posttraumatic stress disorder: a meta-analysis. | 1 |
| 188 | | Pharmacological interventions for people with depression and chronic physical health problems: systematic review and meta-analyses of safety and efficacy. | 1 |
| 15 | 第3章三、（一）2. | Antidepressant medications and other treatments of depressive disorders: a CINP Task Force report based on a review of evidence. | 1 |
| 189 | | Comparative Effectiveness of Second-Generation Antidepressants in the Pharmacologic Treatment of Adult Depression. | 1 |
| 191 | | Cardiovascular profile of duloxetine, a dual reuptake inhibitor of serotonin and norepinephrine. | 1 |
| 192 | | An integrated analysis of the safety and tolerability of desvenlafaxine compared with placebo in the treatment of major depressive disorder. | 2 |

（待续）

| 文献序号 | 所属章节 | 文献题目 | 证据分级 |
|---|---|---|---|
| 193 | | Effects of venlafaxine on blood pressure: a meta-analysis of original data from 3744 depressed patients. | 1 |
| 194 | | Fluoxetine versus other types of pharmacotherapy for depression. | 1 |
| 195 | | Selective serotonin reuptake inhibitors versus tricyclic antidepressants: a meta-analysis of efficacy and tolerability. | 1 |
| 196 | | A meta-analysis of the efficacy and tolerability of paroxetine versus tricyclic antidepressants in the treatment of major depression. | 1 |
| 197 | | Efficacy and tolerability of selective serotonin reuptake inhibitors compared with tricyclic antidepressants in depression treated in primary care: systematic review and meta-analysis. | 1 |
| 198 | | Antidepressants versus placebo for depression in primary care. | 1 |
| 206 | | Citalopram in doses of 20-60 mg is effective in depression relapse prevention: a placebo-controlled 6 month study. | 2 |
| 207 | | Dose response relationship of citalopram 20 mg, citalopram 40 mg and placebo in the treatment of moderate and severe depression. | 2 |
| 208 | | Efficacy and safety of weekly treatment with enteric-coated fluoxetine in patients with major depressive disorder. | 2 |
| 209 | | Escitalopram continuation treatment prevents relapse of depressive episodes. | 2 |
| 210 | | Optimal length of continuation therapy in depression: a prospective assessment during long-term fluoxetine treatment. | 2 |

（待续）

| 文献序号 | 所属章节 | 文献题目 | 证据分级 |
|---|---|---|---|
| 211 | | Sertraline in the prevention of depression. | 2 |
| 212 | | Changes in weight during a 1-year trial of fluoxetine. | 2 |
| 213 | | Paroxetine is better than placebo in relapse prevention and the prophylaxis of recurrent depression. | 2 |
| 214 | | The efficacy and safety of a new enteric-coated formulation of fluoxetine given once weekly during the continuation treatment of major depressive disorder. | 2 |
| 215 | | A randomized, placebo-controlled trial of sertraline for prophylactic treatment of highly recurrent major depressive disorder. | 2 |
| 216 | | Four-year follow-up study of sertraline and fluvoxamine in long-term treatment of unipolar subjects with high recurrence rate. | 3 |
| 217 | | Maintenance therapy to prevent recurrence of depression: summary and implications of the PREVENT study. | 2 |
| 218 | | Prophylactic effect of citalopram in unipolar, recurrent depression: placebo-controlled study of maintenance therapy. | 2 |
| 219 | | Efficacy and tolerability of milnacipran in the treatment of major depression in comparison with other antidepressants: a systematic review and meta-analysis. | 1 |
| 220 | | Efficacy and tolerability of venlafaxine compared with selective serotonin reuptake inhibitors and other antidepressants: a meta-analysis. | 1 |
| 221 | | The effect of venlafaxine compared with other antidepressants and placebo in the treatment of major depression: a meta-analysis. | 1 |

（待续）

| 文献序号 | 所属章节 | 文献题目 | 证据分级 |
|---|---|---|---|
| 222 | | A meta-analysis of clinical trials comparing milnacipran, a serotonin-norepinephrine reuptake inhibitor, with a selective serotonin reuptake inhibitor for the treatment of major depressive disorder. | 1 |
| 224 | | Comprehensive analysis of remission (COMPARE) with venlafaxine versus SSRIs. | 1 |
| 225 | | Efficacy of duloxetine and selective serotonin reuptake inhibitors: comparisons as assessed by remission rates in patients with major depressive disorder. | 1 |
| 226 | | Efficacy and tolerability of venlafaxine versus specific serotonin reuptake inhibitors in treatment of major depressive disorder: a meta-analysis of published studies. | 1 |
| 227 | | A systematic review of duloxetine and venlafaxine in major depression, including unpublished data. | 1 |
| 228 | | Duloxetine versus other anti-depressive agents for depression. | 2 |
| 229 | | Desvenlafaxine for the prevention of relapse in major depressive disorder: results of a randomized trial. | 2 |
| 230 | | Duloxetine in the prevention of relapse of major depressive disorder: double-blind placebo-controlled study. | 2 |
| 231 | | Management of depression relapse: re-initiation of duloxetine treatment or dose increase. | 2 |
| 232 | | Duloxetine in the prevention of depressive recurrences: a randomized, double-blind, placebo-controlled trial. | 2 |
| 233 | | Milnacipran efficacy in the prevention of recurrent depression: a 12-month placebo-controlled study. Milnacipran recurrence prevention study group. | 2 |

（待续）

续附录3

| 文献序号 | 所属章节 | 文献题目 | 证据分级 |
|---|---|---|---|
| 234 | | Prevention of recurrent episodes of depression with venlafaxine ER in a 1-year maintenance phase from the PREVENT Study. | 2 |
| 235 | | A double-blind placebo-controlled study of Org 3770 in depressed outpatients. | 2 |
| 236 | | Mirtazapine：a review of its use in major depression. | 1 |
| 237 | | Mirtazapine orally disintegrating tablets versus venlafaxine extended release：a double-blind, randomized multicenter trial comparing the onset of antidepressant response in patients with major depressive disorder. | 2 |
| 238 | | Mirtazapine versus venlafaxine in hospitalized severely depressed patients with melancholic features. | 2 |
| 239 | | Clinical efficacy of mirtazapine：a review of meta-analyses of pooled data. | 1 |
| 240 | | A meta-analysis of clinical trials comparing mirtazapine with selective serotonin reuptake inhibitors for the treatment of major depressive disorder. | 1 |
| 241 | | Mirtazapine versus other antidepressants in the acute-phase treatment of adults with major depression：systematic review and meta-analysis. | 1 |
| 242 | | Efficacy of mirtazapine for prevention of depressive relapse：a placebo-controlled double-blind trial of recently remitted high-risk patients. | 2 |
| 244 | | Second-Generation Antidepressants in the Pharmacologic Treatment of Adult Depression：An Update of the 2007 Comparative Effectiveness Review ［M］. | 1 |

（待续）

| 文献序号 | 所属章节 | 文献题目 | 证据分级 |
|---|---|---|---|
| 245 | | Efficacy of bupropion and the selective serotonin reuptake inhibitors in the treatment of major depressive disorder with high levels of anxiety（anxious depression）：a pooled analysis of 10 studies. | 1 |
| 246 | | Resolution of sleepiness and fatigue in major depressive disorder：A comparison of bupropion and the selective serotonin reuptake inhibitors. | 1 |
| 247 | | Meta-analysis：pharmacologic treatment of obesity. | 1 |
| 248 | | Continuation phase treatment with bupropion SR effectively decreases the risk for relapse of depression. | 2 |
| 249 | | 15 years of clinical experience with bupropion HCl：from bupropion to bupropion SR to bupropion XL. | 1 |
| 250 | | Agomelatine efficacy and acceptability revisited：systematic review and meta-analysis of published and unpublished randomised trials. | 1 |
| 251 | | Antidepressant efficacy of agomelatine：meta-analysis of published and unpublished studies. | 1 |
| 252 | | Agomelatine prevents relapse in patients with major depressive disorder without evidence of a discontinuation syndrome：a 24-week randomized，double-blind，placebo-controlled trial. | 1 |
| 253 | | A double-blind comparison of sexual functioning，antidepressant efficacy，and tolerability between agomelatine and venlafaxine XR. | 2 |
| 254 | | A pooled analysis of six month comparative efficacy and tolerability in four randomized clinical trials：agomelatine versus escitalopram，fluoxetine，and sertraline. | 2 |

（待续）

| 文献序号 | 所属章节 | 文献题目 | 证据分级 |
|---|---|---|---|
| 255 | | Efficacy of the novel antidepressant agomelatine on the circadian rest-activity cycle and depressive and anxiety symptoms in patients with major depressive disorder: a randomized, double-blind comparison with sertraline. | 2 |
| 256 | | Improvement in subjective sleep in major depressive disorder with a novel antidepressant, agomelatine: randomized, double-blind comparison with venlafaxine. | 2 |
| 257 | | Efficacy and side effects of mianserin, a tetracyclic antidepressant. | 1 |
| 260 | | A comparison of venlafaxine, trazodone, and placebo in major depression. | 1 |
| 261 | | A review of the evidence for the efficacy and safety of trazodone in insomnia. | 1 |
| 262 | | Efficacy and safety of tianeptine in major depression: evidence from a 3-month controlled clinical trial versus paroxetine. | 2 |
| 263 | | Reboxetine for acute treatment of major depression: systematic review and meta-analysis of published and unpublished placebo and selective serotonin reuptake inhibitor controlled trials. | 1 |
| 264 | | MAOIs in the contemporary treatment of depression. | 1 |
| 265 | | Monoamine oxidase inhibitors. A review of antidepressant effectiveness. | 1 |
| 266 | | Moclobemide and tricyclic antidepressants in severe depression: meta-analysis and prospective studies. | 1 |

（待续）

续附录3

| 文献序号 | 所属章节 | 文献题目 | 证据分级 |
|---|---|---|---|
| 314 | 第 3 章三、（二）2. | A meta-analysis of cognitive-behavioural therapy for adult depression, alone and in comparison with other treatments. | 1 |
| 315 | | Psychotherapy for depression in adults：a meta-analysis of comparative outcome studies. | 1 |
| 316 | | Effects of cognitive therapy versus interpersonal psychotherapy in patients with major depressive disorder：a systematic review of randomized clinical trials with meta-analyses and trial sequential analyses. | 1 |
| 317 | | The effect of mindfulness-based cognitive therapy for prevention of relapse in recurrent major depressive disorder：a systematic review and meta-analysis. | 1 |
| 338 | | Effectiveness of long-term psychodynamic psychotherapy：a meta-analysis. | 1 |
| 339 | | Effects of psychotherapy and other behavioral interventions on clinically depressed older adults：a meta-analysis. | 1 |
| 344 | | Marital therapy for depression. | 1 |
| 345 | | Efficacy of couple therapy as a treatment for depression：a meta-analysis. | 1 |
| 349 | | A systematic review and meta-analysis of group psychotherapy for sub-clinical depression in older adults. | 1 |
| 364 | 第 3 章三、（三） | American Psychiatric Association：The Practice of Electroconvulsive Therapy：Recommendations for Treatment, Training, and Privileging (A Task Force Report of the American Psychiatric Association), Second Edition. Washington DC：American Psychiatric Association, 2001. | 1 |

（待续）

| 文献序号 | 所属章节 | 文献题目 | 证据分级 |
|---|---|---|---|
| 365 | | Clinical and cost-effectiveness of electroconvulsive therapy for depressive illness, schizophrenia, catatonia and mania: systematic reviews and economic modelling studies. | 1 |
| 368 | | Speed of response and remission in major depressive disorder with acute electroconvulsive therapy (ECT): a Consortium for Research in ECT (CORE) report. | 2 |
| 369 | | The role of electroconvulsive and neuromodulation therapies in the treatment of geriatric depression. | 1 |
| 370 | | The efficacy and safety of ECT in depressed older adults: a literature review. | 1 |
| 371 | | Electroconvulsive therapy during pregnancy: a systematic review of case studies. | 1 |
| 375 | | Contemporary use and practice of electroconvulsive therapy worldwide. | 1 |
| 376 | | Continuation electroconvulsive therapy vs pharmacotherapy for relapse prevention in major depression: a multisite study from the Consortium for Research in Electroconvulsive Therapy (CORE). | 2 |
| 377 | | Efficacy and safety of electroconvulsive therapy in depressive disorders: a systematic review and meta-analysis. | 1 |
| 378 | | Efficacy of ECT in depression: a meta-analytic review. | 1 |
| 330 | 第3章四、（一） | Efficacy and acceptability of acute treatments for persistent depressive disorder: a network meta-analysis. | 1 |

（待续）

续附录3

| 文献序号 | 所属章节 | 文献题目 | 证据分级 |
|---|---|---|---|
| 405 | | Effectiveness of psychotherapeutic, pharmacological, and combined treatments for chronic depression: a systematic review (METACHRON). | 1 |
| 406 | | Efficacy of antidepressants for dysthymia: a meta-analysis of placebo-controlled randomized trials. | 1 |
| 407 | | Selective serotonin reuptake inhibitors and tricyclic antidepressants in the acute treatment of chronic depression and dysthymia: a systematic review and meta-analysis. | 1 |
| 408 | | Combining venlafaxine and mirtazapine for the treatment of major depression with dysthymia- "double depression". | 3 |
| 409 | | A randomized controlled trial of duloxetine versus placebo in the treatment of nonmajor chronic depression. | 2 |
| 410 | | Duloxetine treatment of dysthymia and double depression: an open-label trial. | 2 |
| 411 | | A comparative trial of psychotherapy and pharmacotherapy for "pure" dysthymic patients. | 1 |
| 412 | | Controlled randomized clinical trial of spirituality integrated psychotherapy, cognitive-behavioral therapy and medication intervention on depressive symptoms and dysfunctional attitudes in patients with dysthymic disorder. | 1 |
| 413 | | Psychotherapy for chronic major depression and dysthymia: a meta-analysis. | 1 |
| 414 | 第 3 章四、（二） | Comparative effectiveness of second-generation antidepressants for accompanying anxiety, insomnia, and pain in depressed patients: a systematic review. | 1 |

（待续）

| 文献序号 | 所属章节 | 文献题目 | 证据分级 |
|---|---|---|---|
| 415 | | Severe and anxious depression: combining definitions of clinical sub-types to identify patients differentially responsive to selective serotonin reuptake inhibitors. | 1 |
| 417 | | The CANMAT task force recommendations for the management of patients with mood disorders and comorbid anxiety disorders. | 1 |
| 419 | | Azapirone 5-HT1A receptor partial agonist treatment for major depressive disorder: systematic review and meta-analysis. | 1 |
| 424 | | Psychological treatments for depression and anxiety disorders in low- and middle- income countries: a meta-analysis. | 1 |
| 426 | 第3章四、（二）2. | The Canadian Network for Mood and Anxiety Treatments (CANMAT) task force recommendations for the management of patients with mood disorders and comorbid substance use disorders. | 2 |
| 427 | | Antidepressants for treating depression in dementia. | 1 |
| 428 | | Efficacy and safety of antidepressants for treatment of depression in Alzheimer's disease: a metaanalysis. | 1 |
| 431 | | Psychological treatments for depression and anxiety in dementia and mild cognitive impairment. | 1 |
| 433 | | Effectiveness of pharmacotherapy for severe personality disorders: meta-analyses of randomized controlled trials. | 1 |
| 435 | | Pharmacotherapy for borderline personality disorder: Cochrane systematic review of randomised trials. | 1 |
| 438 | | Effectiveness of different psychotherapy approaches in the treatment of borderline personality disorder. | 1 |

（待续）

续附录3

| 文献序号 | 所属章节 | 文献题目 | 证据分级 |
|---|---|---|---|
| 440 | | Promising psychotherapies for personality disorders. | 1 |
| 445 | | Citalopram in the treatment of binge-eating disorder: a placebo-controlled trial. | 2 |
| 446 | | High-dose escitalopram in the treatment of binge-eating disorder with obesity: a placebo-controlled monotherapy trial. | 2 |
| 447 | | World Federation of Societies of Biological Psychiatry (WFSBP) guidelines for the pharmacological treatment of eating disorders. | 1 |
| 448 | | Lamotrigine in the treatment of binge-eating disorder with obesity: a randomized, placebo-controlled monotherapy trial. | 2 |
| 449 | | Lithium augmentation of topiramate for bipolar disorder with comorbid binge eating disorder and obesity. | 3 |
| 450 | | Role of antiepileptic drugs in the management of eating disorders. | 1 |
| 451 | 第3章四、(三) | Antidepressant therapy in post-stroke depression. | 4 |
| 453 | | Escitalopram and problem-solving therapy for prevention of poststroke depression: a randomized controlled trial. | 2 |
| 454 | | Treatment effects of antidepressants in patients with post-stroke depression: a meta-analysis. | 1 |
| 455 | | Prophylactic effects of duloxetine on post-stroke depression symptoms: an open single-blind trial. | 2 |

（待续）

续附录3

| 文献序号 | 所属章节 | 文献题目 | 证据分级 |
|---|---|---|---|
| 457 | | Avoiding psychotropic drug interactions in the cardiovascular patient. | 4 |
| 458 | | Cerebrovascular accidents in elderly people treated with antipsychotic drugs: a systematic review. | 1 |
| 459 | | Post-stroke depression: the case for augmented, individually tailored cognitive behavioural therapy. | 3 |
| 460 | | Therapy for prevention of post-stroke depression. | 4 |
| 463 | | A non-comparative assessment of tolerability and efficacy of duloxetine in the treatment of depressed patients with Parkinson's disease. | 3 |
| 464 | | A randomized, double-blind, placebo-controlled trial of antidepressants in Parkinson disease. | 2 |
| 465 | | Efficacy and acceptability of selective serotonin reuptake inhibitors for the treatment of depression in Parkinson's disease: a systematic review and meta-analysis of randomized controlled trials. | 1 |
| 467 | | Cognitive-behavioral therapy for depression in Parkinson's disease: a randomized, controlled trial. | 2 |
| 469 | | Psychosocial interventions for depression and anxiety in Parkinson's disease. | 1 |
| 471 | | The treatment of depression in patients with epilepsy. A double-blind trial. | 2 |
| 472 | | Citalopram as treatment of depression in patients with epilepsy. | 2 |
| 473 | | Depression in epilepsy: prevalence, clinical semiology, pathogenic mechanisms, and treatment. | 2 |

（待续）

| 文献序号 | 所属章节 | 文献题目 | 证据分级 |
|---|---|---|---|
| 474 | | Treatment of Interictal Depression with Citalopram in Patients with Epilepsy. | 2 |
| 475 | | Efficiency of venlafaxine in patients with psychogenic nonepileptic seizures and anxiety and/or depressive disorders. | 4 |
| 477 | | Effects of lamotrigine on mood in older adults with epilepsy and co-morbid depressive symptoms: an open-label, multicentre, prospective study. | 3 |
| 478 | | Cognitive-behavioral treatment of depressed affect among epileptics: preliminary findings. | 3 |
| 480 | 第 3 章四、（三）2. | 抗抑郁治疗对老年高血压降压疗效的影响 | 3 |
| 481 | | Clinical and treatment response characteristics of late-life depression associated with vascular disease: a pooled analysis of two multicenter trials with sertraline. | 3 |
| 482 | | Outcome of treatment with antidepressants in patients with hypertension and undetected depression. | 3 |
| 486 | | Clinical review of treatment options for major depressive disorder in patients with coronary heart disease. | 1 |
| 487 | | Meta-analysis of selective serotonin reuptake inhibitors in patients with depression and coronary heart disease. | 1 |
| 488 | | Treatment of post-myocardial infarction depressive disorder: a randomized, placebo-controlled trial with mirtazapine. | 2 |
| 492 | | Characteristics of psychological interventions that improve depression in people with coronary heart disease: a systematic review and meta-regression. | 1 |

（待续）

| 文献序号 | 所属章节 | 文献题目 | 证据分级 |
|---|---|---|---|
| 494 | 第 3 章四、（三）3. | Diabetes with comorbid depression: role of SSRI in better glycemic control. | 3 |
| 495 | | Effects of antidepressants on glucose metabolism and diabetes mellitus type 2 in adults. | 4 |
| 498 | | A psychoeducational intervention (SWEEP) for depressed women with diabetes. | 2 |
| 501 | | Effects of selective serotonin reuptake inhibitors on thyroid function in depressed patients with primary hypothyroidism or normal thyroid function. | 2 |
| 503 | | Antidepressants in the treatment of depression/depressive symptoms in cancer patients: a systematic review and meta-analysis. | 1 |
| 504 | | Meta-analysis of efficacy of interventions for elevated depressive symptoms in adults diagnosed with cancer. | 1 |
| 506 | | Prevention of depression with escitalopram in patients undergoing treatment for head and neck cancer: randomized, double-blind, placebo-controlled clinical trial. | 2 |
| 508 | | A randomized, placebo-controlled trial of citalopram for the prevention of major depression during treatment for head and neck cancer. | 2 |
| 510 | | Major depressive disorder in breast cancer: a critical systematic review of pharmacological and psychotherapeutic clinical trials. | 2 |
| 512 | | Sertraline effectiveness and safety in depressed oncological patients. | 3 |
| 513 | | An open-label long-term naturalistic study of mirtazapine treatment for depression in cancer patients. | 3 |

（待续）

| 文献序号 | 所属章节 | 文献题目 | 证据分级 |
|---|---|---|---|
| 514 | | Effectiveness of mirtazapine for nausea and insomnia in cancer patients with depression. | 3 |
| 515 | | An open-label study of the effects of bupropion SR on fatigue, depression and quality of life of mixed-site cancer patients and their partners. | 3 |
| 519 | | Effect of psychosocial interventions on outcomes of patients with colorectal cancer: a review of the literature. | 1 |
| 520 | | Effects of psycho-oncologic interventions on emotional distress and quality of life in adult patients with cancer: systematic review and meta-analysis. | 1 |
| 523 | | Relationship between major depressive disorder and associated painful physical symptoms: analysis of data from two pooled placebo-controlled, randomized studies of duloxetine. | 1 |
| 525 | | Comparative pain and mood effects in patients with comorbid fibromyalgia and major depressive disorder: secondary analyses of four pooled randomized controlled trials of duloxetine. | 1 |
| 527 | | Pharmacologic management of neuropathic pain: evidence-based recommendations. | 2 |
| 528 | | Selective serotonin re-uptake inhibitors (SSRIs) for preventing migraine and tension-type headaches. | 2 |
| 531 | | Comparison of cognitive behavioral and mindfulness meditation interventions on adaptation to rheumatoid arthritis for patients with and without history of recurrent depression. | 2 |
| 532 | | Interpersonal psychotherapy for women with comorbid depression and chronic pain. | 3 |

（待续）

| 文献序号 | 所属章节 | 文献题目 | 证据分级 |
|---|---|---|---|
| 536 | | Citalopram treatment of major depressive disorder in Hispanic HIV and AIDS patients: a prospective study. | 3 |
| 538 | | Escitalopram treatment of depression in human immunodeficiency virus/acquired immunodeficiency syndrome: a randomized, double-blind, placebo-controlled study. | 2 |
| 540 | | Selective serotonin reuptake inhibitor suppression of HIV infectivity and replication. | 2 |
| 541 | | Effect of imipramine on mood and enumerative measures of immune status in depressed patients with HIV illness. | 2 |
| 542 | | Coping effectiveness training for men living with HIV: results from a randomized clinical trial testing a group-based intervention. | 2 |
| 543 | | Outcome of cognitive-behavioral and support group brief therapies for depressed, HIV-infected persons. | 2 |
| 544 | | Treatment of depressive symptoms in human immunodeficiency virus-positive patients. | 2 |
| 551 | 第3章五、（三） | Maximizing the adequacy of medication treatment in controlled trials and clinical practice: STAR ( * ) D measurement-based care. | 2 |
| 552 | | Symptom clusters as predictors of late response to antidepressant treatment. | 2 |
| 553 | | When should a trial of fluoxetine for major depression be declared failed? | 2 |

（待续）

续附录3

| 文献序号 | 所属章节 | 文献题目 | 证据分级 |
|---|---|---|---|
| 156 | | Bupropion-SR, sertraline, or venlafaxine-XR after failure of SSRIs for depression. | 2 |
| 323 | | Cognitive therapy versus medication in augmentation and switch strategies as second-step treatments: a STAR * D report. | 2 |
| 554 | | The integrative management of treatment-resistant depression: a comprehensive review and perspectives. | 1 |
| 555 | | Sequenced treatment alternatives to relieve depression (STAR * D): rationale and design. | 2 |
| 560 | | To combine or not to combine? A literature review of antidepressant combination therapy. | 1 |
| 561 | | Medication augmentation after the failure of SSRIs for depression. | 2 |
| 563 | | Lithium in the prevention of suicidal behavior and all-cause mortality in patients with mood disorders: a systematic review of randomized trials. | 1 |
| 564 | | Combined treatment with sertraline and liothyronine in major depression: a randomized, double-blind, placebo-controlled trial. | 2 |
| 565 | | Augmentation of antidepressants with atypical antipsychotic medications for treatment-resistant major depressive disorder: a meta-analysis. | 1 |
| 570 | | Benzodiazepine use among depressed patients treated in mental health settings. | 3 |

（待续）

| 文献序号 | 所属章节 | 文献题目 | 证据分级 |
|---|---|---|---|
| 571 | | Clinical factors influencing the prescription of antidepressants and benzodiazepines: results from the European study of the epidemiology of mental disorders (ESEMeD) | 3 |
| 576 | | Short psychodynamic supportive psychotherapy, antidepressants, and their combination in the treatment of major depression: a mega-analysis based on three randomized clinical trials. | 1 |
| 580 | 第4章一、 | Treatment of childhood and adolescent depression. | 1 |
| 582 | | Effectiveness and cost effectiveness of cognitive behavioral therapy (CBT) in clinically depressed adolescents: individual CBT versus treatment as usual (TAU). | 2 |
| 583 | | Psychotherapy for depression among children and adolescents: a systematic review. | 1 |
| 586 | | Efficacy of antidepressants in juvenile depression: meta-analysis. | 1 |
| 590 | 第4章二、 | Antidepressants for depressed elderly. | 1 |
| 591 | | Efficacy of second generation antidepressants in late-life depression: a meta-analysis of the evidence. | 1 |
| 592 | | Efficacy, safety, and tolerability of sertraline in patients with late-life depression and comorbid medical illness. | 2 |
| 595 | | Safety and tolerability of duloxetine in elderly patients with major depressive disorder: a pooled analysis of two placebo-controlled studies. | 1 |

（待续）

| 文献序号 | 所属章节 | 文献题目 | 证据分级 |
|---|---|---|---|
| 594 | | Duloxetine: a review of its use in the management of major depressive disorder in older adults. | 1 |
| 596 | | Effects of mirtazapine on the sleep wake rhythm of geriatric patients with major depression: an exploratory study with actigraphy. | 3 |
| 601 | | Psychological treatment of late-life depression. | 1 |
| 602 | | Psychological treatment of late-life depression: a meta-analysis of randomized controlled trials. | 1 |
| 607 | 第4章三、 | Treatment of premenstrual dysphoric disorder. | 4 |
| 608 | | Effects of antidepressants on quality of life in women with premenstrual dysphoric disorder. | 1 |
| 610 | | A meta-analysis of treatments for perinatal depression. | 1 |
| 631 | | Interpersonal psychotherapy for postpartum depression: a systematic review. | 1 |
| 630 | | Cognitive behavioral therapy in combination with systemic family therapy improves mild to moderate postpartum depression. | 2 |
| 632 | | Psychosocial and psychological interventions for preventing postpartum depression. | 1 |
| 635 | | Selective serotonin reuptake inhibitors (SSRIs) for post-partum depression (PPD): a systematic review of randomized clinical trials. | 1 |
| 640 | | Cognitive-behavioral intervention among women with slight menopausal symptoms: a pilot study. | 3 |

（待续）

| 文献序号 | 所属章节 | 文献题目 | 证据分级 |
|---|---|---|---|
| 641 | | Perimenopausal postpartum depression after conception by assisted reproductive technology. | 3 |
| 644 | | Evaluation of double-blind comparison of fluvoxamine and paroxetine in the treatment of depressed outpatients in menopause transition. | 2 |
| 643 | | Comparison of the effectiveness of venlafaxine in peri- and postmenopausal patients with major depressive disorder. | 3 |
| 645 | | Venlafaxine in the treatment of depressive and vasomotor symptoms in women with perimenopausal depression. | 3 |
| 647 | | Hormone therapy and mood in perimenopausal and postmenopausal women：a narrative review. | 1 |